AF588673

[*Fascicule-annexe F.*]

RÉPUBLIQUE FRANÇAISE

MINISTÈRE DE L'INTÉRIEUR

DIRECTION DE L'ASSISTANCE ET DE L'HYGIÈNE PUBLIQUES

HYGIÈNE PUBLIQUE

DÉSINFECTION

VÉRIFICATION DES PROCÉDÉS ET APPAREILS

PAR APPLICATION DE L'ARTICLE 7 DE LA LOI

DU 15 FÉVRIER 1902 ET DU DÉCRET DU 7 MARS 1903

CERTIFICATS DÉLIVRES

de janvier à décembre 1908

(*Voir la liste au verso.*)

MELUN

IMPRIMERIE ADMINISTRATIVE

1909

SOMMAIRE

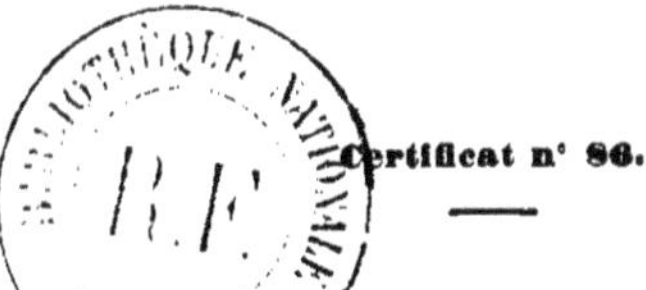

Certificat n° 86.

M. Eugène Fournier, à Paris, rue Bargue, 42.

Nom et adresse du constructeur.

Nature et description de l'appareil.

Le **désinfecteur** se compose d'un autoclave cylindrique en tôle, avec couronne en acier; la fermeture à l'aide du couvercle, préalablement repéré, est effectuée,par le serrage d'écrous sur des boulons articulés.

Cet autoclave, timbré à 3 kilogrammes, est disposé sur un support-enveloppe en tôle muni de deux poignées; ce support qui forme double enveloppe est monté sur trois pieds.

Le couvercle porte: un bouchon à vis permettant le remplissage, un manomètre, un robinet de prise de vapeur sur le raccord duquel s'adapte le projecteur; enfin, une soupape de sûreté, dont la gaîne communique par un tube avec le raccord du robinet de vapeur et le projecteur.

Le chauffage est obtenu au moyen d'une lampe à pétrole, dite « naphteuse », à un seul brûleur, dont l'intensité est suffisante pour maintenir une pression de 3 kilogrammes dans le désinfecteur pendant toute la durée la projection.

Le robinet de la naphteuse est à trois voies, et sa clef est munie d'une chaîne qui permet à l'opérateur, en tirant à lui, de produire l'extinction instantanée.

L'orifice de sortie de l'air comprimé, placé sur le côté, a pour but de laisser la pompe à demeure pendant la durée de l'opération. Le robinet à trois voies permet d'effectuer: 1° la mise en communication de la pompe avec le récipient; 2° la fermeture du robinet; 3° la mise en communication du récipient avec l'orifice latéral de sortie.

Mode de fonctionnement. — Après la mise en état du local et celle du projecteur, la formacétone étant introduite dans l'autoclave et le serrage assuré, on dispose sous cet appareil la naphteuse préalablement allumée.

Lorsque le manomètre monte de un demi à un kilogramme, on complète le serrage des écrous; dès que la pression atteint trois kilogrammes on ouvre le robinet et la projection commence.

On maintient le manomètre à 3 kilogrammes. Vers la fin de l'opération, la pression baisse à 2 kilogrammes, puis à 1 kilogramme; l'opérateur tire alors la chaîne et l'extinction de la lampe est instantanée: le manomètre tombe à zéro, l'opération est terminée.

La durée du contact est de quatre heures; la quantité de formacétone employée est de 35 centimètres cubes par mètre cube de local à désinfecter.

Expériences effectuées.

Avec le désinfecteur décrit ci-dessus, on a désinfecté une pièce de 60 mètres cubes de capacité; on a employé 2.100 centimètres cubes de formacétone renfermant environ 18 p. 100 d'aldéhyde formique pure H. COH. La durée du contact a été de quatre heures.

Conclusions des expériences et conditions de fonctionnement qu'elles comportent.

En conséquence de ces expériences, et vu l'avis émis par le Conseil supérieur d'hygiène publique de France dans la séance du 20 janvier 1908, l'appareil de désinfection décrit ci-dessus a été vérifié conformément aux dispositions édictées tant par l'article 7 de la loi du 15 février 1902, que par le règlement d'administration publique du 7 mars 1903 pris en vertu dudit article; il a été reconnu susceptible d'assurer une désinfection efficace dans les conditions de fonctionnement ci-après:

Vaporisation, à la température correspondant à la pression de 3 kilogrammes dans le désinfecteur, de 35 centimètres cubes de formacétone, renfermant environ 6 gr. 3 d'aldéhyde formique pure H.COH. par mètre cube de local à désinfecter.

Durée du contact: quatre heures.

Cet appareil est exclusivement réservé à la désinfection de la surface des locaux.

Paris, le 10 mars 1908.

Le président du Conseil, ministre de l'intérieur,

G. CLEMENCEAU.

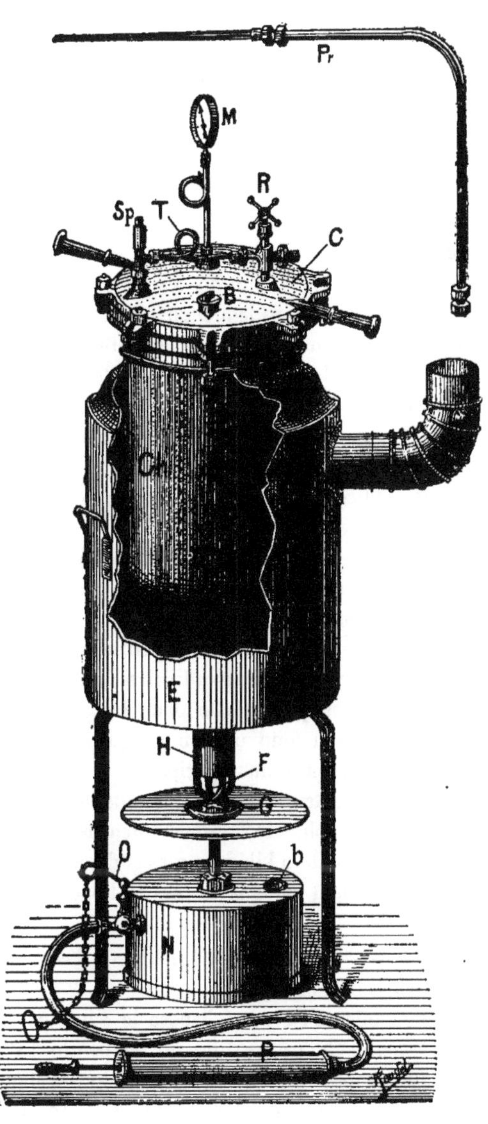
Pr
M
R
Sp
T
C
B
Ch
E
H
F
G
O
b
N
P

Certificat n° 87.

Nom et adresse du constructeur.

M. Eugène Fournier, à Paris, rue Bargue, 42.

Nature et description de l'appareil.

Le **vaporipe** se compose d'un autoclave cylindrique, timbré à 6 kilogrammes, semblable à celui du désinfecteur, mais de capacité beaucoup plus grande et dans lequel on introduit de l'eau.

Son couvercle porte suspendu à son centre intérieur un serpentin plongeant dans l'autoclave qui lui sert ainsi de bain-marie.

Sur le dessus du couvercle émergent les orifices filetés du serpentin; ce couvercle est muni en outre d'un manomètre, d'une soupape de sûreté et d'un robinet de vapeur.

Sur l'un des orifices du serpentin est raccordé le projecteur; sur l'autre, le tube de l'alimentateur.

L'alimentateur simplifié se compose d'un récipient de 15 litres environ, en tôle d'acier, portant sur le dessus : un manomètre, un bouchon de remplissage et un robinet dit «robinet d'air», à raccord fileté qui reçoit l'ajutage d'une pompe à main montée sur un pied solide pour les opérations ordinaires, ou le détendeur d'un cylindre d'acide carbonique liquéfié pour les grandes opérations. Le récipient porte à son fond un robinet qui se raccorde par un tube à l'orifice du serpentin du vaporipe.

Le chauffage est obtenu avec une lampe à pétrole à quatre brûleurs, nommée naphteuse, d'une intensité suffisante pour maintenir une pression de 5 kilogrammes et demi à 6 kilogrammes dans l'autoclave pendant toute la durée de l'opération.

Mode opératoire. — On introduit 18 litres d'eau dans l'autoclave, et on assujettit le couvercle.

Le local étant mis en état, on dispose le vaporipe et son projecteur; on raccorde à l'orifice libre du serpentin l'alimentateur qui renferme la quantité de formacétone nécessaire et qui communique, soit avec la pompe de Gay-Lussac, soit avec le détendeur d'acide carbonique.

On introduit alors la naphteuse, préalablement allumée, sous le

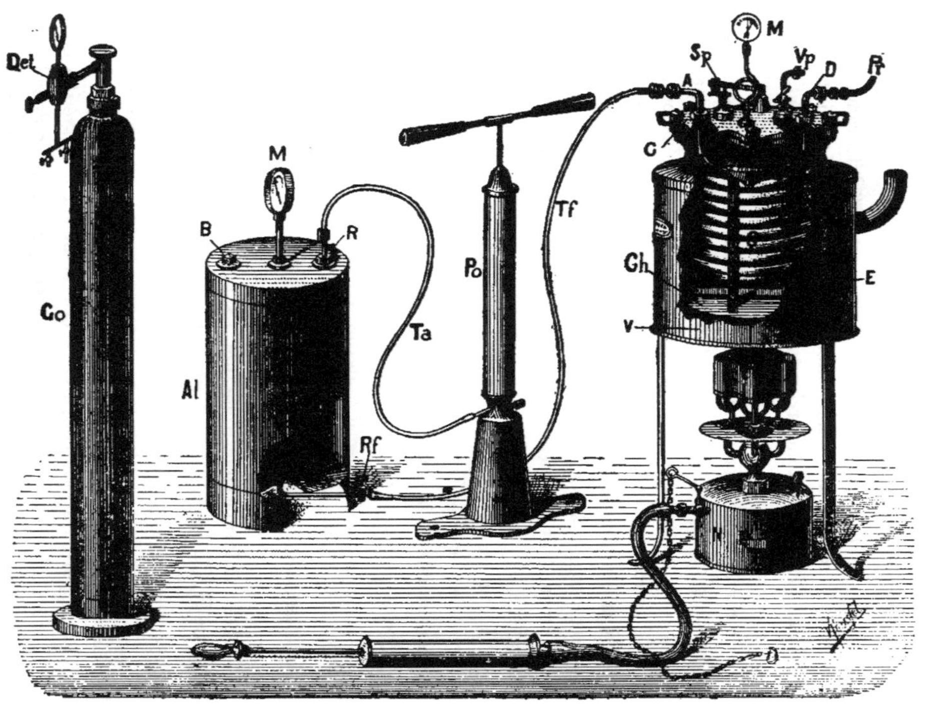

Det
Go
B
M
R
Al
Ta
Rf
Po
Tf
M
Sp
A
Vp
D
R
C
Ch
E
V

vaporipe dont on laisse ouvert le robinet de vapeur qu'on ferme lorsque le manomètre indique un demi-kilogramme de pression, et l'on complète le serrage.

D'autre part, on produit dans l'alimentateur une pression de 3 kilogrammes et demi à 4 kilogrammes.

Lorsque le manomètre du vaporipe est à 6 kilogrammes, on ouvre le robinet de l'alimentateur, d'abord à moitié, puis tout en grand. La formacétone arrive sous pression dans le serpentin, elle s'y vaporise, et ses vapeurs s'échappent par le projecteur.

On maintient la pression dans l'autoclave entre 5 kilogrammes et demi et 6 kilogrammes, et le réglage se fait d'une part, au moyen du robinet de l'alimentateur qu'on ouvre plus ou moins, et d'autre part, en accélérant ou en modérant la naphteuse.

Lorsque tout le liquide est projeté, le manomètre de l'alimentateur tombe à zéro; on introduit un quart de litre d'eau dans l'alimentateur auquel on fournit la pression suffisante et on ouvre.

L'eau, en se vaporisant, nettoie le serpentin et le projecteur; on maintient le chauffage pendant deux ou trois minutes, et, en tirant la chaînette de la naphteuse, l'extinction est instantanée.

Expériences effectuées.

Avec le vaporipe décrit ci-dessus, on a désinfecté une pièce de 75 mètres cubes de capacité : la durée du contact, après la projection, a été de quatre heures.

La quantité de formacétone employée a été de 2.625 centimètres cubes; la formacétone renferme 18 p. 100 d'aldéhyde formique pure H.COH.

Conclusions des expériences et conditions de fonctionnement qu'elles comportent.

En conséquence de ces expériences, et vu l'avis émis par le Conseil supérieur d'hygiène publique de France dans sa séance du 20 janvier 1908, l'appareil décrit ci-dessus a été vérifié conformément aux dispositions édictées tant par l'article 7 de la loi du 15 février 1902, que par le règlement d'administration publique du 7 mars 1903 pris en vertu dudit article; il a été reconnu susceptible d'assurer une désinfection efficace dans les conditions de fonctionnement ci-après :

Vaporisation, au moyen de l'appareil vaporipe et de son alimen-

tateur décrits ci-dessus, à une température correspondant à la pression de 5 kilogrammes et demi à 6 kilogrammes dans l'autoclave, de 35 centimètres cubes de formacétone (renfermant environ 6 gr. 3 d'aldéhyde formique pure, H.COH), par mètre cube de local à désinfecter.

Durée du contact : quatre heures.

Cet appareil est exclusivement réservé à la désinfection en surface des locaux (sauf le cas où il est combiné avec l'étuve démontable).

Paris, le 10 mars 1908.

Le président du Conseil, ministre de l'intérieur,

G. CLEMENCEAU.

Certificat n° 88.

Nom et adresse du constructeur.

M. Eugène Fournier, à Paris, rue Bargue, 42.

Nature et description de l'appareil.

La **grande étuve fixe** à formacétone se compose d'une chambre rectangulaire de 17 mètres cubes, à parois en tôle, recouvertes de liège; elle est munie de deux portes opposées mesurant 175 × 110 pour l'entrée et la sortie des objets (fig. 1).

La fermeture à écrous des portes peut être remplacée par une fermeture à volant central; le dessus horizontal de l'étuve peut être remplacé par un dessus convexe (fig. 2).

Le chauffage s'effectue à l'aide de la vapeur provenant d'un générateur indépendant; la température ne dépasse pas 80 degrés. La production de vapeurs de formacétone est faite au moyen d'un évaporateur disposé à l'intérieur, chauffé également par la vapeur, et dans lequel on fait écouler la formacétone d'un récipient fixé sur la façade de l'étuve.

Deux ventouses diamétralement opposées, l'une à la partie basse, l'autre à la partie supérieure (cette dernière communiquant avec un tuyau d'échappement des vapeurs au dehors) en assurent la ventilation la plus rapide et permettent d'établir des dépressions instantanées.

Le tube d'amenée de la vapeur du générateur porte un manomètre qui permet de régler la pression à 6 kilogrammes et, en outre, trois vannes de distribution pour l'alimentation du système de chauffage de l'étuve, pour celui de l'évaporateur et pour la projection de la vapeur d'eau.

Un manomètre à eau indique la pression intérieure de l'étuve qui est réglée à 60 centimètres d'eau au moyen d'un régulateur composé d'un tube dont une extrémité pénètre jusque sur le fond de l'étuve, et dont l'autre extrémité vient se rabattre à la surface extérieure pour plonger de 60 centimètres dans un récipient qui y est fixé et qui renferme de l'eau.

Lorsque la pression dépasse 60 centimètres, les vapeurs s'échappant par le tube, abandonnent dans l'eau du récipient les traces de formacétone qu'elles entraînent et qui s'y trouvent saturées par l'ammoniaque qu'on y a préalablement versée (100 centimètres cubes).

L'étuve porte à sa partie basse un robinet de vidange pour les eaux de condensation ou de lavage, son système de chauffage, une manette de purge et un purgeur automatique.

A l'intérieur un vélum est placé à la partie supérieure et des supports mobiles permettent de disposer, séparément, six matelas et deux châssis grillagés pour les menus objets (fig. 3).

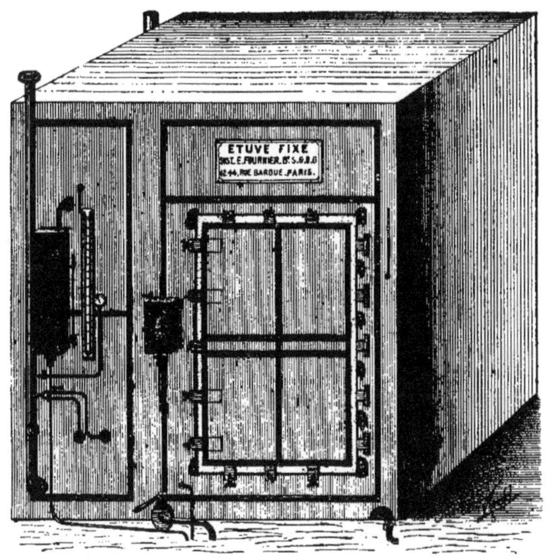

Fig. 1

Mode d'emploi. — On introduit dans le récipient du régulateur automatique de pression, avec 100 centimètres cubes d'ammoniaque, de l'eau jusqu'au point de repère du niveau d'eau.

D'autre part, on introduit dans le récipient à formacétone, pour faire couler ensuite dans l'évaporateur, 3 litres d'eau de condensation. Puis, les portes de l'étuve étant fermées hermétiquement, on maintient ouverte la ventouse supérieure, on purge le système de chauffe, et on amène la température à 45 degrés.

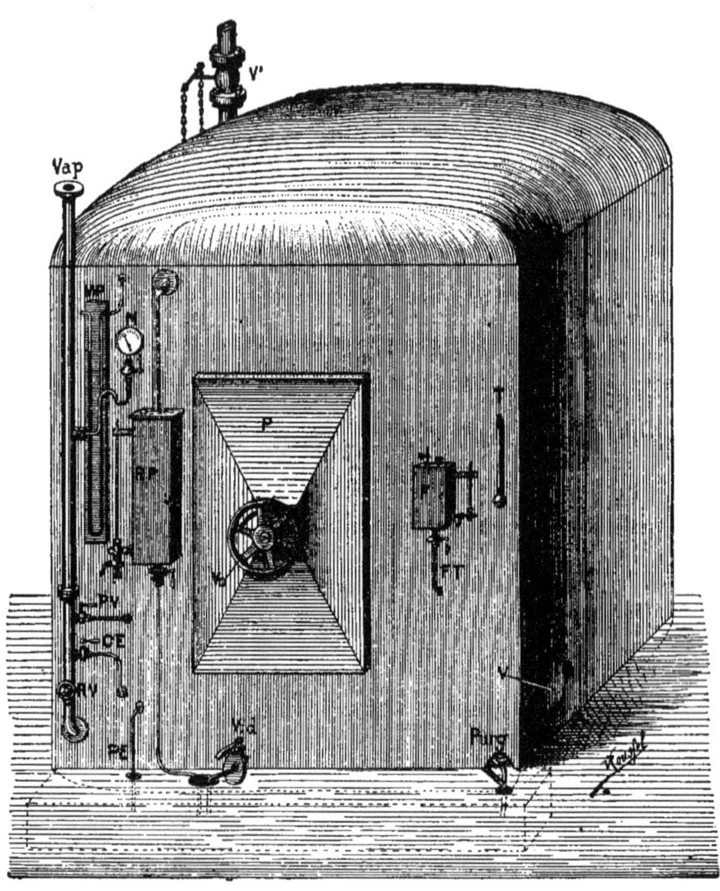

Fig. 2

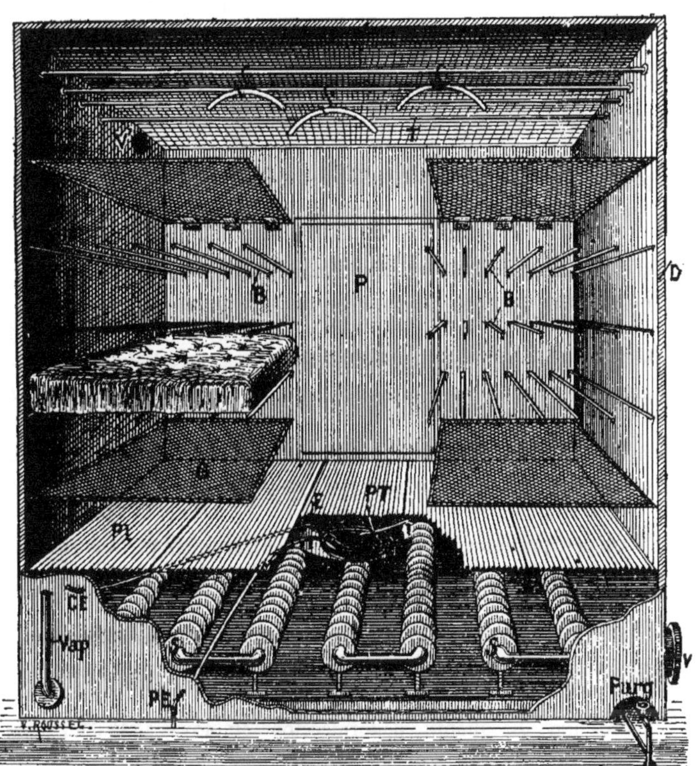

Fig. 3

On ferme alors la ventouse, on fait une projection de vapeur d'eau de cinq minutes et on ouvre brusquement la ventouse et on la referme.

Au bout de cinq minutes, on ouvre et on ferme à nouveau la ventouse et on chauffe l'évaporateur pour vaporiser l'eau, puis, sans intervalle, on renouvelle la projection de vapeur d'eau pendant cinq minutes ; on ouvre la ventouse cinq minutes et on fait écouler par le robinet inférieur de l'étuve l'eau qui a pu se condenser à l'intérieur.

On chauffe alors à 75 degrés et, trente minutes après la première projection de vapeur et après avoir vérifié et complété le serrage des écrous des portes, on introduit la formacétone dans le récipient *ad hoc* ; on en fait couler la moitié dans l'évaporateur qu'on chauffe, et, cinq minutes après, on fait couler le restant qui se trouve vaporisé. La vaporisation peut être faite en une seule fois.

On maintient à 80 degrés pendant un quart d'heure, on suspend le chauffage, et, lorsque le thermomètre est descendu à 75 degrés, on chauffe à nouveau en maintenant la température à 80 degrés.

Une heure quarante-cinq après la projection de formacétone, on ouvre la ventouse supérieure, puis l'inférieure, et ensuite la porte destinée à la sortie des objets.

On peut pratiquer enfin, si l'on veut, le traitement par vaporisation d'ammoniaque et de dysofuge.

Expériences effectuées.

Il a été désinfecté, à l'aide de la grande étuve à formacétone plusieurs matelas, un oreiller et un matelas d'épreuve de 10 centimètres d'épaisseur. La durée de contact a été de une heure quarante-cinq. La quantité de formacétone employée a été de 4 litres (renfermant environ 18 p. 100 d'aldéhyde formique pure H.COH.). La température maxima atteinte à la surface des matelas a été de 80 degrés, dans les matelas de 75 degrés et dans le matelas d'épreuve de 10 centimètres, 72 degrés.

Conclusions des expériences et conditions de fonctionnement qu'elles comportent.

En conséquence de ces expériences, et vu l'avis émis par le Conseil supérieur d'hygiène publique de France dans sa séance du 20 janvier 1908, l'appareil décrit ci-dessus a été vérifié conformément aux dispositions édictées tant par l'article 7 de la loi du 15 février 1902 que par le règlement d'administration publique du

7 mars 1903 pris en vertu dudit article ; il a été reconnu susceptible d'assurer une désinfection efficace dans les conditions de fonctionnement ci-après :

Se conformer à la manière d'opérer qui a été décrite ci-dessus en observant notamment les prescriptions suivantes :

Pour chaque opération on vaporisera, au moyen de l'évaporateur, 3 litres d'eau puis 4 litres de formacétone renfermant environ 18 p. 100 d'aldéhyde formique pure H.COH.

La durée du contact après la vaporisation de la formacétone sera de une heure quarante-cinq.

La température devra atteindre 80 degrés à la surface des matelas et 75 degrés à l'intérieur des matelas.

Cette étuve est applicable à la désinfection en profondeur des objets qui y sont placés.

Le présent certificat s'étend à l'étuve fixe, à formacétone de 12 mètres cubes et demi ; la quantité de formacétone employée est alors de 2.950 centimètres cubes ; le fonctionnement est le même.

Paris, le 10 mars 1908.

Le président du Conseil, ministre de l'intérieur,

G. CLEMENCEAU.

Certificat n° 89.

Nom et adresse du constructeur.

M. Eugène FOURNIER, à Paris, rue Bargue, 42.

Nature et description de l'appareil.

L'**étuve démontable** a une capacité de 3 mètres cubes et demi ; les panneaux, en liège aggloméré d'une façon spéciale, sont démontables et transportables ; ils peuvent être reliés entre eux au moyen de vis spéciales.

Le fond de l'étuve supporte un serpentin de chauffe dont l'orifice d'arrivée est raccordé au robinet de vapeur du vaporipe et l'orifice de sortie au robinet de purge.

Pour la facilité du transport, le dessus de l'étuve et son fond, avec son serpentin de chauffe, sont divisés en deux parties pouvant être réunies, pour les deux premiers par des vis spéciales, et pour le troisième, par un écrou.

L'étuve est disposée sur des trétaux à inclinaison spéciale pour le chauffage et pour la purge de l'eau de condensation, sans déperdition de pression.

A l'intérieur sont disposées des traverses et un chassis mobile ; deux ventouses placées l'une à l'un des angles inférieurs d'un panneau, l'autre à un angle supérieur du panneau opposé ; cette dernière est munie d'un clapet spécial pour les dépressions.

Pour l'entrée des objets, on réserve, au montage, l'une des faces.

A la partie supérieure est disposé un thermomètre permettant de suivre la marche des opérations.

Le chauffage et les projections de vapeur de formacétone s'effectuent au moyen de l'appareil vaporipe, qui fait l'objet d'un certificat spécial d'autorisation, portant le n° 87, en date du 10 mars 1908.

Mode opératoire. — Après le montage, le chargement et la fermeture de l'étuve, on commence le chauffage en laissant le clapet ouvert ; lorsque la température a atteint 40 degrés, on ferme le clapet, et on opère à l'intérieur de l'étuve une projection de vapeur d'eau pendant cinq minutes et on ouvre le clapet ; on renouvelle la projection au bout de cinq minutes, puis on ouvre le clapet cinq minutes.

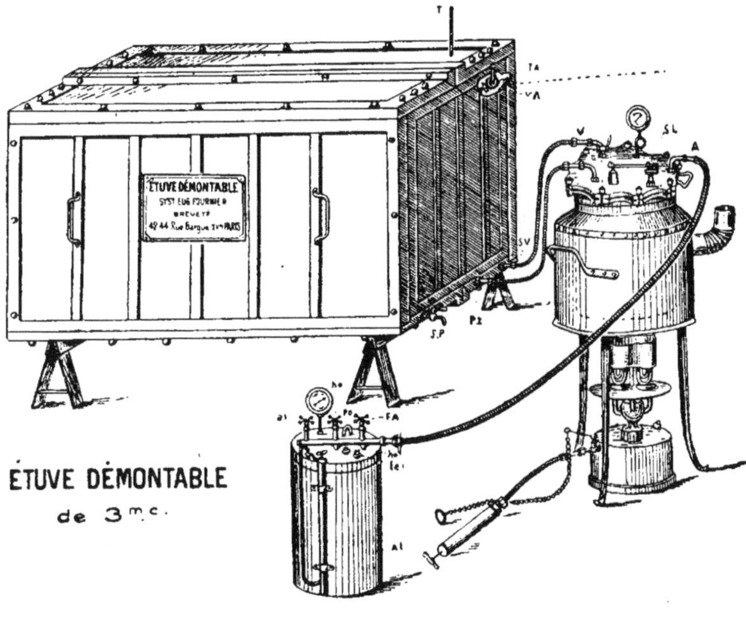

ÉTUVE DÉMONTABLE
de 3 m.c.

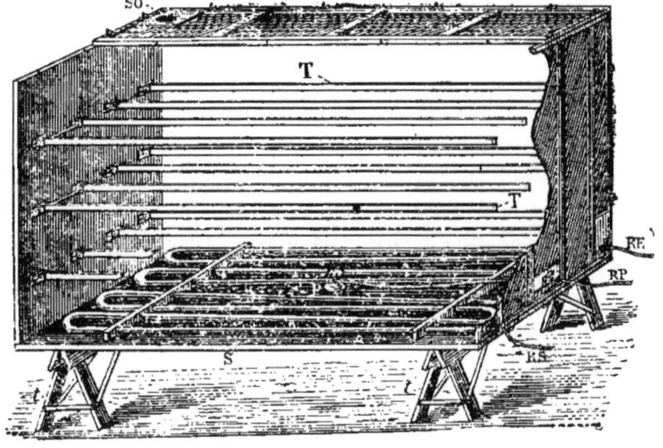

On continue le chauffage jusqu'à 75 degrés et, trente minutes après la première projection de vapeur d'eau, on fait la projection de formacétone en une ou en deux fois, à cinq minutes d'intervalle.

Le thermomètre monte vers 79 degrés ; on l'y maintient, au besoin, en reprenant le chauffage pendant dix minutes, puis on cesse de chauffer.

On ramène alors à zéro le manomètre du vaporipe, on démonte le couvercle et l'on complète l'eau de la chaudière jusqu'à son point de repère, c'est-à-dire, jusqu'à 18 litres.

Lorsque la température de l'étuve s'est abaissé à 75 degrés, on la ramène à 80 degrés où on la maintient pendant le restant de l'opération.

Au bout de 1 heure quarante-cinq, après la projection de formacétone, l'opération est terminée. On ouvre les deux ventouses, puis l'étuve.

On peut opérer ensuite, si l'on veut, le traitement, par vaporisation d'ammoniaque et de dysofuge.

Une porte démontable imperméable pouvant au besoin se fixer aux lieu et place de la porte d'une chambre à désinfecter permettrait d'effectuer dans cette pièce la désinfection simultanée en surface par l'un des procédés Fournier autorisé pour la désinfection en surface, et en profondeur au moyen de l'étuve démontable qui fait l'objet de ce certificat.

Expériences effectuées.

Avec l'étuve démontable décrite ci-dessus, on a désinfecté des objets de literie et un matelas d'épreuve de 5 c. d'épaisseur. On a employé 1.500 centimètres cubes de formacétone renfermant environ 18 p. 100 d'aldéhyde formique pure H.COH. La durée de contact a été de une heure trois quarts. La température maxima observée dans les matelas a été de 74°5, et dans le matelas d'épreuve de 5 centimètres d'épaisseur, 74 degrés.

Conclusions des expériences et conditions de fonctionnement qu'elles comportent.

En conséquence de ces expériences et vu l'avis émis par le Conseil supérieur d'hygiène publique de France dans sa séance du 20 janvier 1908, l'appareil décrit ci-dessus a été vérifié conformément aux dispositions édictées tant par l'article 7 de la loi du 15 février 1902 que par le règlement d'administration publique du 7 mars 1903 pris en vertu dudit article ; il a été jugé susceptible d'assurer une désinfection efficace dans les conditions de fonctionnement ci-après :

Montage, chargement et fermeture.

Chauffage jusqu'à 40 degrés, le clapet étant ouvert.

On ferme le clapet : on fait une projection de vapeur d'eau pendant cinq minutes, on ouvre le clapet, on la renouvelle au bout de cinq minutes, puis on ouvre le clapet cinq minutes.

Continuer le chauffage jusqu'à ce qu'on atteigne la température de 75 degrés.

Trente minutes après la première projection de vapeur d'eau, projeter dans l'étuve, au moyen de l'appareil vaporipe, en une ou en deux fois et à cinq minutes d'intervalle, à une température correspondant à la pression de 5 kilogrammes et demi à 6 kilogrammes dans l'autoclave, de 1.500 centimètres cubes de formacétone renfermant environ 18 p. 100 d'aldéhyde formique pure H.COH.

Maintenir la température aux environs de 80 degrés.

La durée du contact est de une heure trois quarts après la projection de formacétone.

La température devra atteindre 74° 5 dans les matelas.

Cette étuve est applicable à la désinfection en profondeur des objets qui y sont placés.

Paris, le 10 mars 1908.

Le président du Conseil, ministre de l'intérieur,

G. CLEMENCEAU.

Certificat n° 90.

Nom et adresse du constructeur.

M. le Dr Lassablière, à Paris, rue Valentin-Haüy, 11 *bis*.

Nature et description de l'appareil.

L'appareil employé se compose : 1° d'une caisse-étuve; 2° d'un autoclave.

1° La **caisse-étuve**, en bois, doublée de tôle intérieurement, a pour dimensions : hauteur, 1 mètre; largeur, 1 mètre; profondeur, 0 m. 70. Le fond de cette caisse peut être éloigné à 0 m. 60, tout en restant relié à la caisse sur ses 4 bords par des toiles ajustées et imperméables.

Sur le devant de la caisse une porte à charnière permet l'introduction des objets à désinfecter.

La caisse est chauffée par une rampe à gaz disposée suivant l'axe d'un double tuyau de tôle dont les extrémités traversent les parois de l'étuve qui sont isolées au moyen de coussins d'amiante.

2° **L'autoclave** se compose d'une chaudière couverte en cuivre supportée par une cheminée dans l'intérieur de laquelle se place la lampe Primus destinée au chauffage; sur le couvercle, qui est fixé au moyen de boulons et d'écrous, sont disposés un manomètre, un tube à dégagement fermé par un robinet et une gaîne renfermant un thermomètre.

Le fonctionnement de cet appareil s'effectue de la manière suivante:

La caisse-étuve ayant été garnie avec les objets à désinfecter, on ferme la porte et on obture les joints.

On met dans l'autoclave 50 centimètres cubes de solution commerciale d'aldéhyde formique à 40 p. 100, 150 grammes de trioxyméthylène et 18 grammes de chlorure de sodium ; on assujettit le couvercle : le tube à dégagement est introduit dans un trou pratiqué à travers la paroi de la caisse-étuve. On allume la lampe Primus que l'on place sous l'autoclave ; après une purge d'air, on laisse la pression monter jusqu'à ce que le thermomètre indique 170 degrés; à ce moment on ouvre le robinet et on opère la première projection, en deux fois consécutivement.

On allume la rampe à gaz, destinée au chauffage de l'étuve ; on la laisse allumée pendant toute la durée de l'opération qui est de douze heures, et on règle le gaz de façon à maintenir la température de l'étuve aux environs de 85 degrés. Six heures après la première projection, on en effectue une seconde, de la même façon, en employant les mêmes quantités de produits et en opérant à la même température.

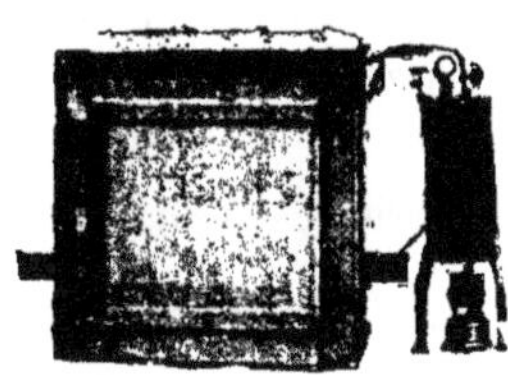

Avec la caisse-étuve et l'autoclave qui lui est annexé, décrits ci-dessus, on a désinfecté un matetas ordinaire, un traversin et un matelas d'épreuve de 5 centimètres d'épaisseur. Expériences effectuées.

Les quantités de produits employés ont été en tout de 100 centimètres cubes de solution commerciale d'aldéhyde formique à 40 p. 100, 300 grammes de trioxyméthylène et 18 grammes de chlorure de sodium. La durée de contact a été de douze heures. La température maxima atteinte était de 67 degrés à nu et de 58 degrés dans l'intérieur du matelas d'épreuve de 5 centimètres d'épaisseur.

En conséquence de ces expériences, et vu l'avis émis par le Conseil supérieur d'hygiène publique de France dans sa séance du 20 janvier 1908, l'appareil décrit ci-dessus a été vérifié conformément aux dispositions édictées tant par l'article 7 de la loi du 15 février 1902 que par le règlement d'administration publique du 7 mars 1903 pris en vertu du dit article; il a été reconnu susceptible d'assurer une désinfection efficace dans les conditions de fonctionnement ci-après : Conclusions des expériences et conditions de fonctionnement qu'elles comportent.

Chargement et fermeture de la caisse-étuve.

Première projection dans l'étuve, à la température de 170 degrés dans l'autoclave, des vapeurs produites par 50 centimètres cubes

de solution commerciale d'aldéhyde formique à 40 p. 100, 150 grammes de trioxyméthylène et 18 grammes de chlorure de sodium.

Sitôt la projection terminée, commencer le chauffage de la caisse-étuve au moyen de la rampe à gaz : chauffage continu pendant douze heures : la température devra atteindre 62 degrés à la surface des matelas.

Six heures après la première projection, en opérer une seconde semblable, effectuée de la même façon et en employant les mêmes quantités de produits.

Durée du contact : douze heures à partir de la fin de la première projection.

Cet appareil est applicable à la désinfection en profondeur des objets qui y sont placés.

Paris, le 10 mars 1908.

Le président du Conseil, ministre de l'intérieur,

G. CLEMENCEAU.

Certificat n° 91.

Nom et adresse du constructeur.

Société anonyme des produits F. Bayer et Cie; usines à Flers, par Croix (Nord).

Nature et description du procédé.

Ce procédé consiste dans l'emploi d'une poudre spéciale, dénommée **Autane,** qui, sous l'action de l'eau, donne lieu à un dégagement d'aldéhyde formique : cette poudre est un mélange de paraformaldéhyde, de peroxyde de baryum et d'une poudre inerte. Ce mélange s'altérant à la longue, les produits sont livrés isolément dans deux sacs séparés enveloppés dans une boîte métallique fermée hermétiquement; l'un des sacs renferme la paraformaldéhyde mélangée à la poudre inerte, l'autre contient le peroxyde de baryum.

La désinfection d'une chambre s'opère de la manière suivante : on place d'abord sur le plancher, au milieu de la pièce, un récipient étanche d'une assez grande capacité, seau, baquet, etc.; généralement, il doit contenir autant de litres qu'il y a de mètres cubes dans le local à désinfecter.

On met dans ce récipient la dose déterminée de chacun des produits et on verse sur la poudre d'Autane résultant de leur mélange, la quantité d'eau nécessaire, on remue avec une tige de fer ou une latte de bois jusqu'à ce que la bouillie soit bien homogène, et on quitte la chambre.

Le dégagement des vapeurs antiseptiques doit avoir lieu rapidement.

On laisse agir les vapeurs désinfectantes pendant sept heures, au bout desquelles on peut procéder au dégagement d'ammoniaque si on le juge à propos : à cet effet, on remplit la boîte d'Autane vide avec de l'eau jusqu'au trait noir inférieur, et on y ajoute le générateur d'ammoniaque, mélange capable de dégager de l'ammoniaque au contact de l'eau : on entrebaille la porte, on place la boîte destinée à dégager l'ammoniaque dans la pièce, puis on referme la porte.

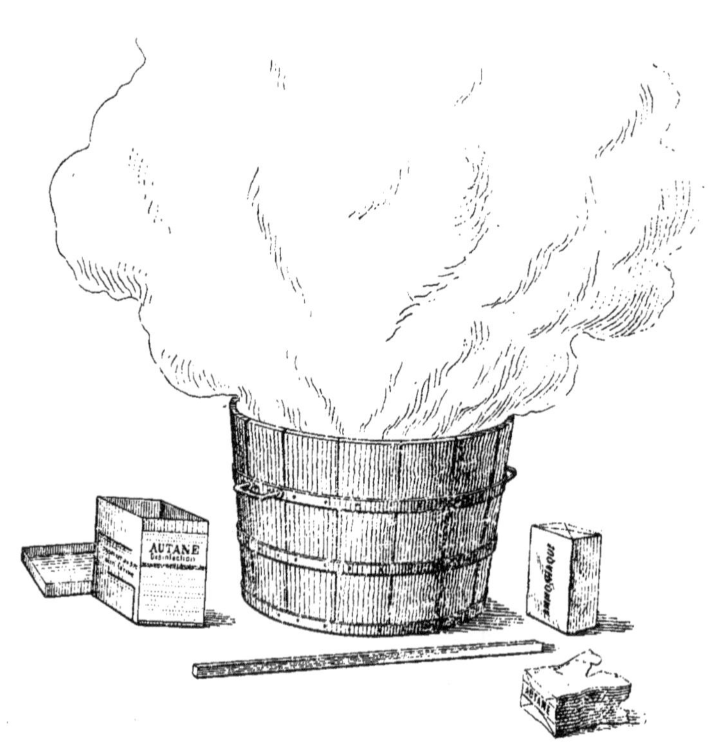
AUTANE
Desinfection
AUTANE

Avec le procédé décrit ci-dessus, on a désinfecté une pièce de 60 mètres cubes de capacité. La quantité d'Autane employée a été de 2 kilogr. 340 renfermant 675 grammes de paraformaldéhyde, 1.575 grammes de peroxyde de baryum et 90 grammes de poudre inerte. La durée du contact a été de sept heures.

Expériences effectuées.

En conséquence de cette expérience, et vu l'avis émis par le Conseil supérieur d'hygiène publique de France dans sa séance du 20 janvier 1908, le procédé décrit ci-dessus a été vérifié conformément aux dispositions édictées tant par l'article 7 de la loi du 15 février 1902 que par le règlement d'administration publique du 7 mars 1903 pris en vertu du dit article; il a été reconnu susceptible d'assurer une désinfection efficace dans les conditions de fonctionnement ci-après :

Conclusions des expériences et conditions de fonctionnement qu'elles comportent.

Emploi par mètre cube de local à désinfecter de 39 grammes de poudre d'Autane (renfermant 11 gr. 25 de paraformaldéhyde, 26 gr. 25 de peroxyde de baryum et 1 gr. 5 d'une poudre inerte) et de 28 gr. 1 d'eau.
Durée du contact: sept heures.

Ce procédé n'est applicable qu'à la désinfection de la surface des locaux.

Paris, le 10 mars 1908.

Le président du Conseil, ministre de l'intérieur,

G. CLEMENCEAU.

Certificat n° 92.

Nom et adresse du constructeur.

Société anonyme des Établissements Geneste-Herscher et Cie, à Paris, rue du Chemin-Vert, 42.

Nature et description de l'appareil.

L'**étuve économique, démontable, modèle C[1]**, a une capacité de 1 mètre cube et demi (hauteur 1 m. 25; largeur 1 m. 10; profondeur 1 m. 10); elle comprend une carcasse métallique démontable, formée de tiges et de tubes creux, à l'intérieur de laquelle sont disposées des claies destinées à recevoir les matelas et objets soumis à la désinfection.

Les parois sont constituées par une chemise imperméable en tissu caoutchouté; le fond de l'étuve seul est métallique et porte une coupelle à l'intérieur de laquelle on met un peu d'eau au commencement de l'opération. Cette coupelle est chauffée par un réchaud intensif, et le dispositif tout entier repose sur 2 chevalets métalliques pliants.

Enfin, un appareil Hoton (certificat d'autorisation n° 20, en date du 9 février 1904) permet d'envoyer à l'intérieur de l'étuve les vapeurs d'aldéhyde dégagées par une solution titrant 7,5 p. 100.

Un thermomètre permet de surveiller de l'extérieur la marche des opérations.

Dans la coupelle inférieure, on met 1 litre et demi d'eau et on pousse aussi énergiquement que possible le chauffage fourni par le réchaud inférieur, de façon à évaporer l'eau et à élever la température dans les environs de 75 degrés.

Cela fait, on envoie à l'intérieur de l'étuve, et pendant 1 heure et demie, les vapeurs de formol dégagées par l'appareil Hoton.

La quantité de solution de formol à 7,5 p. 100 employée est de 4 litres.

Expériences effectuées.

Avec l'étuve décrite ci-dessus, on a désinfecté un matelas ordinaire, un oreiller et un matelas d'épreuve de 5 centimètres d'épaisseur renfermant un thermomètre enregistreur.

L'opération a duré en tout 2 heures trois quarts (1 heure de chauffage + 1 heure trois quarts de projection et de chauffage).

La quantité de solution d'aldéhyde formique à 7,5 p. 100 employée a été de 4 litres. La température maxima a atteint en surface + 65 degrés.

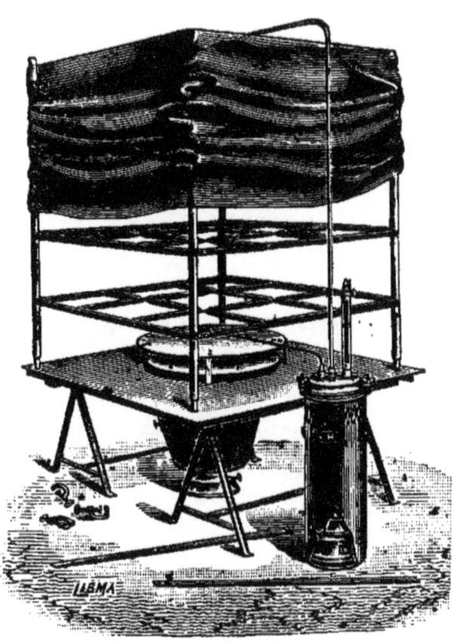

En conséquence de ces expériences, et vu l'avis émis par le Conseil supérieur d'hygiène publique de France dans sa séance du 1er juin 1908, l'appareil de désinfection décrit ci-dessus a été vérifié conformément aux dispositions édictées tant par l'article 7 de la loi du 15 février 1902 que par le règlement d'administration publique du 7 mars 1903 pris en vertu du dit article; il a été reconnu susceptible d'assurer une désinfection efficace dans les conditions de fonctionnement ci-après:

Conclusions des expériences et conditions de fonctionnement qu'elles comportent.

Chargement.

Introduction dans la coupelle inférieure de 1.250 centimètres cubes d'eau. — Fermeture.

Chauffage pendant 1 heure, jusque vers 75 degrés, au moyen de la lampe Primus.

Projection à l'intérieur de l'étuve des vapeurs produites par un appareil Hoton dans lequel on a mis 4 litres de solution d'aldéhyde

formique à 7,5 p. 100; cette projection a une durée de 1 heure trois quarts.

Maintenir le chauffage pendant la durée totale de l'opération qui est de 2 heures trois quarts.

Ce procédé est applicable à la désinfection en profondeur des objets qui y sont placés.

Le présent certificat est applicable à l'étuve démontable modèle C 2 dont le fonctionnement est le même, mais dont les dimensions sont plus grandes (hauteur 1 m. 25; largeur 1 m. 30; longueur 2 m. 10) et qui a une capacité de 3 mètres cubes.

La quantité de solution d'aldéhyde formique à 7,5 p. 100 à employer dans ce cas est de 8 litres.

Paris, le 7 juillet 1908.

Le président du Conseil, ministre de l'intérieur,

G. CLEMENCEAU.

Certificat n° 93.

MM. Dufayard et Déchosal, pharmaciens, à Paris, respectivement, rue des Saints-Pères, 12, et avenue Marceau, 7.

Nom et adresse du constructeur.

L'autoclave à méthoxyl se compose d'une chaudière métallique d'une capacité de 7 lit. 650 environ dont le couvercle est assujetti au moyen de boulons et d'écrous. Ce couvercle comprend le robinet de sortie des vapeurs, un manomètre, une soupape de sûreté réglée à 3 kilogrammes de pression et deux regards constitués par des plaques de verre encastrées permettant de surveiller le niveau du liquide.

Nature et description de l'appareil.

Une gaine en tôle sert de support à la chaudière ; au milieu on place une lampe genre Primus pour le chauffage de l'autoclave.

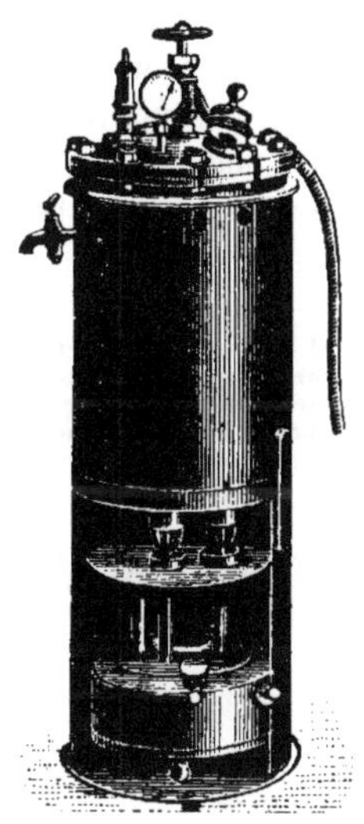

On introduit dans l'autoclave la quantité nécessaire de méthoxyl, liquide renfermant environ 32 p. 100 d'aldéhyde formique pure H. COH, soit 80 p. 100 de solution commerciale à 40 p. 100; on chauffe; lorsque la pression a atteint 1 kilogramme, on opère la projection des vapeurs dans le local à désinfecter par l'intermédiaire d'un tube métallique pénétrant dans la pièce par le trou de la serrure.

La quantité de méthoxyl employée par mètre cube de local à désinfecter est de 25 centimètres cubes, ce qui représente 8 grammes d'aldéhyde formique pure H. COH.

La durée de contact est de 4 heures à partir de la fin de la projection.

Expériences effectuées.

On a désinfecté avec l'appareil décrit ci-dessus une pièce de 75 mètres cubes. La quantité de méthoxyl vaporisée a été de 1.900 centimètres cubes.

La durée de contact a été de 4 heures à partir de la fin de la projection.

Conclusions des expériences et conditions de fonctionnement qu'elles comportent.

En conséquence de ces expériences, et vu l'avis émis par le Conseil supérieur d'hygiène publique de France dans sa séance du 1er juin 1908, l'appareil de désinfection décrit ci-dessus a été vérifié conformément aux dispositions édictées tant par l'article 7 de la loi du 15 février 1902 que par le règlement d'administration publique du 7 mars 1903 pris en vertu dudit article; il a été reconnu susceptible d'assurer une désinfection efficace dans les conditions de fonctionnement ci-après :

Projeter dans le local clos à désinfecter par mètre cube de local — à une température correspondant à la pression d'un kilogramme dans l'autoclave — 25 centimètres cubes de méthoxyl renfermant environ 8 grammes d'aldéhyde formique pure H. COH.

Durée de contact : quatre heures, à partir de la fin de la projection (pièce close).

Application exclusivement réservée à la désinfection de la surface des locaux.

Paris, le 2 juillet 1908.

Le président du Conseil, ministre de l'intérieur,

G. CLEMENCEAU.

Certificat n° 94.

MM. Dufayard et Déchosal, pharmaciens, à Paris, respectivement, rue des Saints-Pères, 12, et avenue Marceau, 7.

Nom et adresse du constructeur.

L'**étuve démontable à méthoxyl** a une capacité de 3 mètres cubes (2 mètres × 1 m. 50 × 1 mètre); elle est composée: 1° d'une charpente en bois; 2° d'une enveloppe en tissus imperméables; 3° d'un serpentin pour le chauffage. Enfin un autoclave faisant fonction de générateur de vapeur est annexé à l'appareil.

Nature et description de l'appareil.

1° La charpente en bois, destinée à supporter l'enveloppe imperméable, est munie de charnières et de boulons pour le montage.

2° L'enveloppe est constituée par de la fibre végétale et de l'amiante recouvertes de toile huilée: toutes ces parties de toile assemblées sont fortement cousues et maintenues par des œillets s'adaptant aux boulons de la charpente, sur lesquels se posent des couvre-joints en bois. Cette enveloppe d'un poids de 42 kilogrammes peut se replier pour le transport.

3° Sur la paroi inférieure de l'étuve est disposé un serpentin métallique dont les deux extrémités sortent de l'étuve; l'une d'elles est reliée à l'autoclave fournissant la vapeur pour le chauffage, et l'autre à un petit purgeur automatique par où s'échappe l'eau de condensation. Sur le serpentin est ménagée une gouttière dans laquelle arrive par un tube le produit désinfectant (le « méthoxyl ») destiné à être vaporisé; le tube d'arrivée du liquide traverse le montant supérieur de la charpente où il est raccordé à un entonnoir métallique muni d'un robinet.

L'autoclave utilisé pour le chauffage comprend: une chaudière en cuivre, d'une capacité de 7 litres 65; le couvercle, s'adaptant au moyen de boulons et d'écrous, porte: le robinet de sortie de la vapeur, un manomètre, une soupape de sûreté réglée à 3 kilogrammes et deux regards formés par des plaques de verre encastrées permettant de surveiller le niveau de l'eau dans la chaudière; celle-ci est disposée sur une gaine de tôle au centre de laquelle on peut loger une lampe genre Primus.

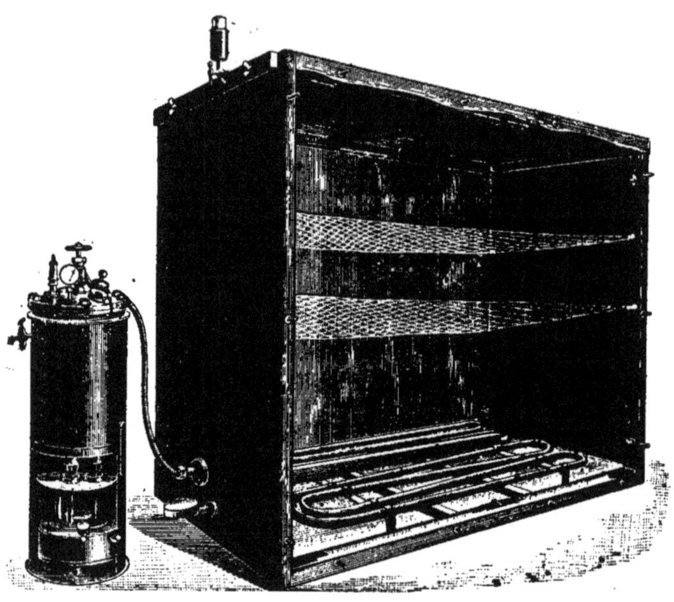

L'étuve étant montée et chargée, on remplit d'eau l'autoclave jusqu'au robinet de jauge et on le met en pression; lorsque la pression a atteint 3 kilogrammes, on commence le chauffage de l'étuve par circulation de vapeur d'eau en ouvrant le robinet de sortie de vapeur disposé sur le couvercle de l'autoclave. On verse par l'entonnoir un mélange de 750 centimètres cubes de méthoxyl et 750 centimètres cubes d'eau qu'on fait couler peu à peu dans l'étuve : ce mélange arrive dans la gouttière chauffée par le serpentin et s'y vaporise.

La durée de l'opération est de 2 heures et demie.

Le méthoxyl renferme 80 p. 100 de solution commerciale

d'aldéhyde formique à 40 p. 100, soit 32 p. 100 d'aldéhyde formique pure H.COH.

Expériences effectuées.

On a désinfecté avec cette étuve un matelas ordinaire, un oreiller et un matelas d'épreuve de 5 centimètres d'épaisseur renfermant un thermomètre enregistreur et un matelas d'épreuve de 10 centimètres d'épaisseur.

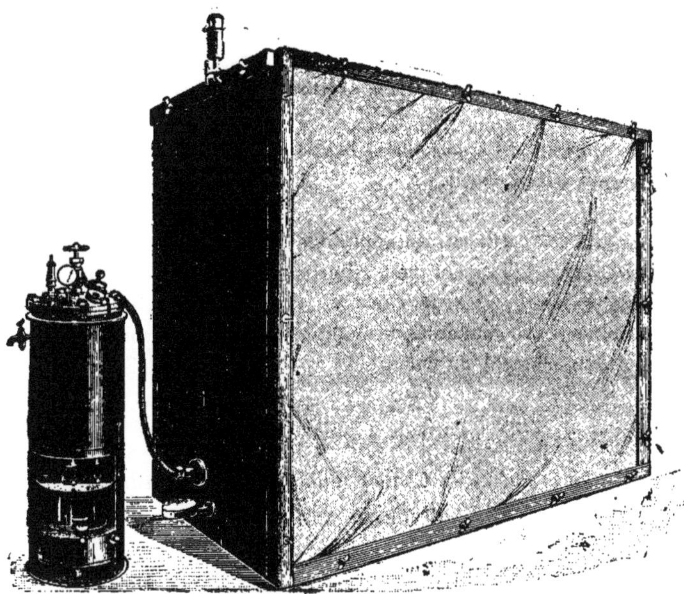

Il a été employé 750 centimètres cubes de méthoxyl à environ 32 p. 100 d'aldéhyde formique pure H.COH. La durée de l'opération a été de 2 heures et demie.

La température maxima atteinte a été en surface et sous 5 centimètres de + 61 degrés.

Conclusions des expériences et conditions de fonctionnement qu'elles comportent.

En conséquence de ces expériences, et vu l'avis émis par le Conseil supérieur d'hygiène publique de France dans sa séance du 1er juin 1908, l'appareil de désinfection décrit ci-dessus a été vérifié conformément aux dispositions édictées tant par l'article 7 de la loi du 15 février 1902 que par le règlement d'administration publique du 7 mars 1903 pris en vertu du dit article ; il a été reconnu susceptible d'assurer une désinfection efficace dans les conditions de fonctionnement ci-après :

Montage de l'étuve.

Chargement de l'étuve.

Chauffage au moyen de la vapeur ayant une pression de 3 kilogrammes dans l'autoclave et circulant dans le serpentin de l'étuve.

Emploi de 750 centimètres cubes de méthoxyl, renfermant environ 32 p. 100 d'aldéhyde formique pure H.COH, soit 80 p. 100 de solution commerciale à 40 p. 100 et de 750 centimètres cubes d'eau.

Durée totale de l'opération : 2 heures et demie.

La température maxima devra atteindre 61 degrés en surface.

Cet appareil est applicable à la désinfection en profondeur des objets qui y sont placés.

Le présent certificat est applicable à l'étuve à méthoxyl de 1 mètre cube 625, ayant pour dimensions : longueur 1 m. 30, largeur 1 mètre, hauteur 1 m. 25, dont le fonctionnement est identique à part les quantités de méthoxyl et d'eau qui sont réduites proportionnellement au cubage.

Paris, le 2 juillet 1908.

Le président du Conseil, ministre de l'intérieur,

G. CLEMENCEAU.

Certificat n° 95.

MM. Berthon et Cie, à Lyon, rue Saint-Michel, 16. Nom et adresse du constructeur.

L'étuve fixe n° 00 a un diamètre de 90 centimètres et une longueur de 1 m. 50; elle est cylindrique et son axe est horizontal: elle est munie de deux portes. Nature et description de l'appareil.

Cette étuve est formée de deux cylindres en tôle d'acier placés concentriquement, l'espace annulaire étant fermé aux extrémités par des fers formant en même temps feuillure pour les fonds qui sont en acier, emboutis et formant porte d'accès, leur fermeture étant assurée au moyen de boulons articulés avec écrous à oreilles sur pattes à logement; le corps de l'étuve est supporté par un socle fermé.

L'extérieur de l'étuve est garanti du refroidissement par une double enveloppe en tôle vernie avec lame d'air en-dessous.

Le chariot métallique avec grillage et rayon roule à l'intérieur et à l'extérieur sur des rails articulés.

La vapeur est produite par un générateur indépendant raccordé à l'étuve par une tuyauterie.

La vapeur arrive à 3 kilogrammes de pression dans l'espace annulaire pour réchauffer l'enveloppe de l'étuve; la vapeur fluente arrive à l'intérieur, et une tôle fixée à la partie supérieure empêche l'eau de condensation de tomber sur les objets à désinfecter.

L'enveloppe annulaire de vapeur est munie d'une soupape de sûreté se soulevant à 3 kilogrammes; des purgeurs sont convenablement disposés pour évacuer l'air et les eaux de condensation.

Toute la robinetterie de manœuvre de l'étuve est groupée sur l'un des côtés et comprend: un robinet de vapeur, un détendeur sur robinet de vapeur détendue, un robinet d'évacuation de vapeur, des purgeurs, un séchoir, un manomètre à vapeur de 3 kilogrammes, un manomètre à vapeur fluente de 0 kilogr. 800.

Le fonctionnement comprend, après le chargement et la fermeture, le chauffage de l'enveloppe, puis la désinfection par vapeur fluente à 800 grammes de pression (purges d'air et d'eau de condensation) pendant 5 minutes, suivie d'une détente complète, 3 fois de suite; l'opération a donc une durée de 15 minutes.

Expériences effectuées.

Avec l'étuve décrite ci-dessus, on a désinfecté un matelas ordinaire et un matelas d'épreuve de 10 centimètres d'épaisseur. La durée de l'opération a été de 15 minutes comprenant 3 périodes de pleine pression à 800 grammes d'une durée de 5 minutes chacune, suivies dans chaque cas d'une détente complète. La température maxima atteinte en surface a été de + 119 degrés.

Conclusions des expériences et conditions de fonctionnement qu'elles comportent.

En conséquence de ces expériences, et vu l'avis émis par le Conseil supérieur d'hygiène publique de France dans sa séance du 1er juin 1908, l'appareil de désinfection décrit ci-dessus a été vérifié conformément aux dispositions édictées tant par l'article 7 de la loi du 15 février 1902 que par le règlement d'administration publique du 7 mars 1903 pris en vertu du dit article; il a été jugé susceptible d'assurer une désinfection efficace dans les conditions de fonctionnement ci-après :

Chargement et fermeture de l'étuve.

Chauffage de l'enveloppe au moyen de vapeur à 3 kilogrammes de pression pendant 3 minutes.

Monter en pression à 800 grammes; évacuer l'air et purger l'eau de condensation; maintenir la pression pendant 5 minutes; opérer la première détente.

Renouveler la pression à 800 grammes; la maintenir 5 minutes opérer la deuxième détente.

Renouveler la pression à 800 grammes; la maintenir 5 minutes; opérer la troisième et dernière détente.

L'opération de désinfection a une durée effective de 15 minutes.

Cette étuve est applicable à la désinfection en profondeur des objets qui y sont placés.

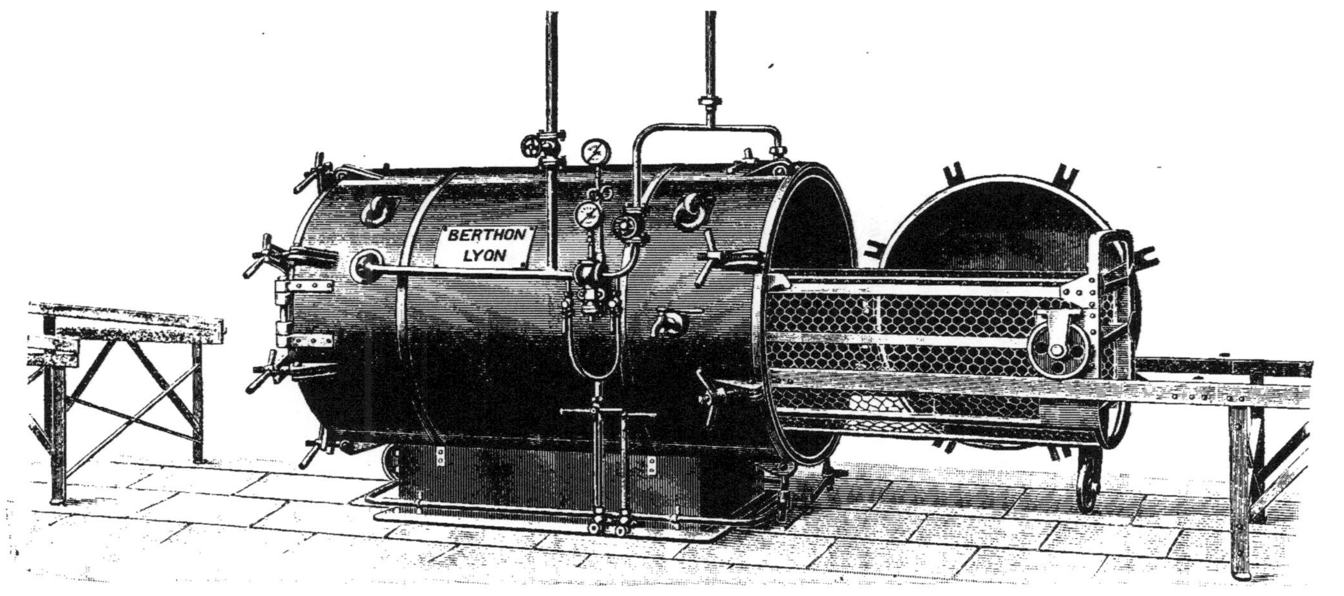
BERTHON
LYON

Le présent certificat s'applique aux étuves fixes à vapeur énumérées ci-dessous :

N°s 0,	diamètre	90	centimètres ;	longueur 175	centimètres.
1,	—	90	—	— 200	—
2,	—	110	—	— 210	—
3,	—	120	—	— 220	—

Le fonctionnement est identique.

Paris, le 30 juillet 1908.

Le président du Conseil, ministre de l'intérieur,

G. CLEMENCEAU.

Certificat n° 96.

Nom et adresse du constructeur.

MM. Berthon et Cie, à Lyon, rue Saint-Michel, 16.

Nature et description de l'appareil.

L'**étuve locomobile** comprend un générateur de vapeur (chaudière Field), l'étuve proprement dite, le siège, et tous les accessoires divers nécessaires au fonctionnement de l'appareil : tous les organes sont montés sur un chariot muni de 4 roues.

L'étuve proprement dite est cylindrique, à axe horizontal ; ses dimensions sont : diamètre 1 m. 10, longueur 1 m. 50 ; elle est munie d'une seule porte. A la partie inférieure est disposé un serpentin destiné au chauffage. A l'extérieur, une chemise de bois recouverte par une enveloppe de tôle empêche les déperditions de chaleur. Le fonctionnement de l'étuve locomobile comprend d'abord le chargement et le chauffage du serpentin par la vapeur à 3 kilogrammes. Puis on introduit la vapeur fluente à la pression de 800 grammes en ayant soin de chasser l'air et de purger l'eau de condensation ; au bout de 5 minutes, on opère la première détente.

Réintroduction de la vapeur à 800 grammes de pression, puis 5 minutes après, deuxième détente,

Enfin, réintroduction de la vapeur à 800 grammes de pression, et, 5 minutes après, troisième et dernière détente.

La désinfection effective a donc une durée de 15 minutes, à 117 degrés, avec 3 détentes.

Expériences effectuées.

Avec l'étuve locomobile décrite ci-dessus, on a désinfecté un matelas ordinaire et un matelas d'épreuve de 10 centimètres d'épaisseur renfermant un thermomètre enregistreur.

La durée de l'opération a été de 15 minutes, à la pression de 800 grammes et avec 3 détentes. La température maxima atteinte en surface a été de + 117 degrés.

Conclusions des expériences et conditions de fonctionnement qu'elles comportent.

En conséquence de ces expériences, et vu l'avis émis par le Conseil supérieur d'hygiène publique de France dans sa séance du 1er juin 1908, l'appareil décrit ci-dessus a été vérifié conformément aux dispositions édictées tant par l'article 7 de la loi du 15 février 1902 que par le règlement d'administration publique du 7 mars 1903 pris en vertu du dit article; il a été reconnu susceptible d'assurer une désinfection efficace dans les conditions de fonctionnement ci-après:

Chargement et fermeture; chauffage du serpentin jusqu'à ce que l'air et l'eau de condensation aient été purgés.

Monter en pression à 800 grammes; évacuer l'air et purger l'eau de condensation: maintenir la pression pendant 5 minutes; opérer la première détente.

Renouveler la pression à 800 grammes: la maintenir 5 minutes; opérer la deuxième détente.

Renouveler la pression à 800 grammes; la maintenir 5 minutes; opérer la troisième et dernière détente.

L'opération de désinfection a une durée effective de 15 minutes.

Cette étuve est applicable à la désinfection en profondeur des objets qui y sont placés.

Paris, le 30 juillet 1908.

Le président du Conseil, ministre de l'intérieur,

G. CLEMENCEAU.

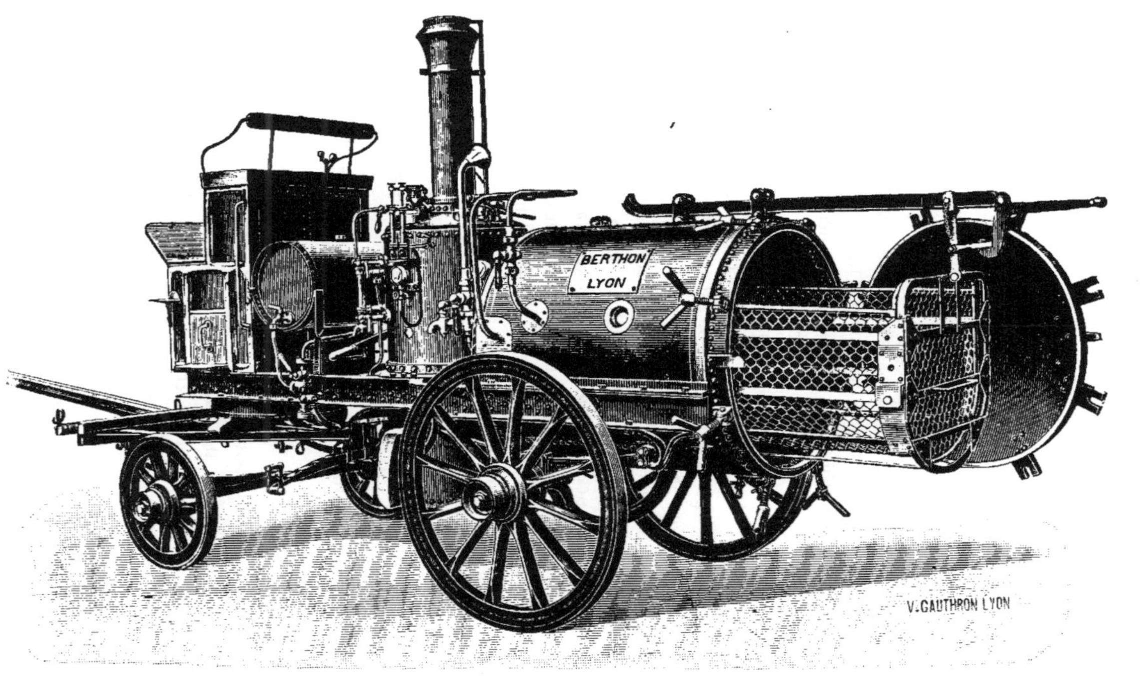
BERTHON
LYON
V. GAUTHRON LYON

Certificat n° 97.

Nom et adresse du constructeur.

MM. A. Baudry et Cie, à Paris, boulevard Beaumarchais, 2.

Nature et description de l'appareil.

L'appareil présenté par MM. Baudry et Cie pour la désinfection des locaux se compose essentiellement d'un autoclave supporté par une enveloppe de tôle : le chauffage est effectué par un brûleur à essence muni d'un réservoir en cuivre.

A ce système est annexé un appareillage employant l'anhydride sulfureux pour la destruction des insectes et l'aspiration pour l'enlèvement des poussières : le tout est monté sur un bâti muni de brancards pour le transport.

On introduit dans la chaudière de l'autoclave la quantité nécessaire de solution commerciale d'aldéhyde formique à 40 p. 100 ; on chauffe ; lorsque la pression atteint 3 kilogrammes trois quarts, on opère la projection des vapeurs antiseptiques dans le local qu'il s'agit de désinfecter. Les vapeurs désinfectantes sont conduites dans le local à désinfecter par l'intermédiaire d'un tuyau pénétrant dans la pièce par le trou de la serrure.

La quantité de solution commerciale d'aldéhyde formique employée par mètre cube est de 27 cc. 25, ce qui correspond à 10 gr. 8 d'aldéhyde formique pure H. COH.

La durée de contact est de 4 heures à partir de la fin de la projection.

Expériences effectuées.

Avec l'appareil décrit ci-dessus, on a désinfecté une pièce d'une capacité de 36 m. c. 68. La quantité de solution commerciale d'aldéhyde formique à 40 p. 100 employée a été de 1 litre ; la durée de contact, 4 heures à partir de la fin de la projection.

Conclusions des expériences et conditions de fonctionnement qu'elles comportent.

En conséquence de ces expériences, et vu l'avis émis par le Conseil supérieur d'hygiène publique de France dans sa séance du 1er juin 1908, l'appareil décrit ci-dessus a été vérifié conformément aux dispositions édictées tant par l'article 7 de la loi du 15 février 1902 que par le règlement d'administration publique du 7 mars 1903 pris en vertu du dit article; il a été reconnu susceptible d'assurer une désinfection efficace dans les conditions de fonctionnement ci-après :

Projection dans le local clos à désinfecter et par mètre cube de local — à une température correspondant à la pression de 3 kilogrammes trois quarts dans l'autoclave — de 27 cc. 25 de solution commerciale d'aldéhyde formique à 40 p. 100, ce qui correspond à environ 10 gr. 8 d'aldéhyde formique pure H. COH.

Durée de contact : 4 heures à partir du moment où finit la projection (pièce close).

Application exclusivement réservée à la désinfection de la surface des locaux par l'aldéhyde formique.

Le présent certificat n'est délivré que pour l'emploi de l'aldéhyde formique dans les conditions indiquées ci-dessus ; il ne s'applique pas au système d'appareillage concernant l'utilisation du gaz sulfureux ou de l'aspiration.

Paris, le 29 juillet 1908.

Le président du Conseil, ministre de l'intérieur,

G. CLEMENCEAU.

Certificat n° 98.

Nom et adresse du constructeur.

MM. Gonin et fils, à Paris, rue Saussure, 60.

Nature et description de l'appareil.

L'**appareil dit « Fumigator Gonin »** est destiné à la désinfection des locaux. Il consiste essentiellement en une cartouche formée d'une mince enveloppe de cuivre contenant le trioxyméthylène entourée d'une pâte combustible spéciale. Celle-ci, allumée, brûle lentement sans flamme et porte le trioxyméthylène à la température nécessaire pour sa dissociation et sa volatilisation.

Expériences effectuées.

On a désinfecté une pièce de 75 mètres cubes au moyen de quatre fumigators dont trois fumigators n° 4 (renfermant chacun 75 grammes de trioxyméthylène) et un fumigator n° 3 (renfermant 56 grammes de trioxyméthylène). La durée du contact a été de sept heures.

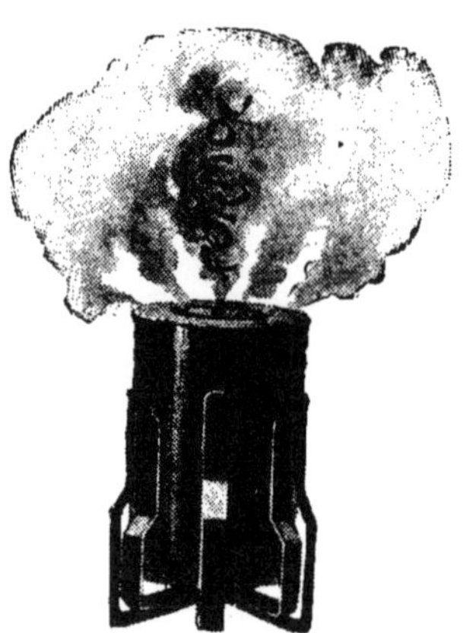

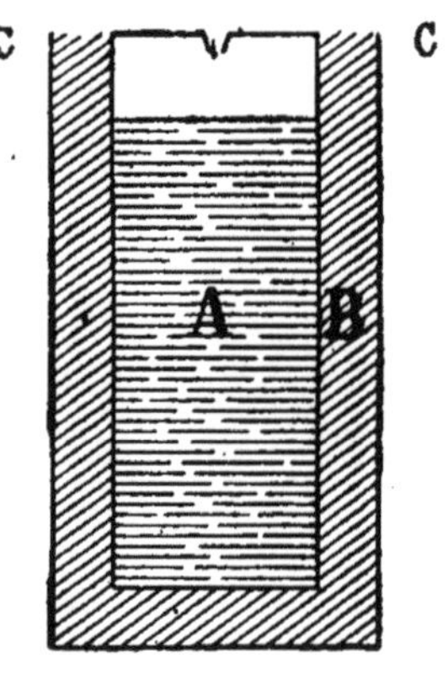

Coupe d'un Fumigator

Conclusions des expériences et conditions de fonctionnement qu'elles comportent.

En conséquence de ces expériences, et vu l'avis émis par le Conseil supérieur d'hygiène publique de France dans sa séance du 26 octobre 1908, l'appareil de désinfection décrit ci-dessus sous le nom de Fumigator a été vérifié conformément aux dispositions édictées tant par l'article 7 de la loi du 15 février 1902 que par le règlement d'administration publique du 7 mars 1903 pris en vertu du dit article; il a été reconnu susceptible d'assurer une désinfection efficace dans les conditions de fonctionnement ci-après:

Emploi de cartouches n° 3, renfermant au moins 56 grammes de trioxyméthylène chacune, à raison d'une cartouche pour 15 mètres cubes ou fraction supplémentaire de local à désinfecter — ou de cartouches n° 4, renfermant au moins 75 grammes de trioxyméthylène chacune, à raison d'une cartouche par 20 mètres cubes ou fraction supplémentaire de local à désinfecter.

Les cartouches doivent être disposées au centre d'une plaque de métal et placées en différents endroits du local à désinfecter.

Durée du contact, après clôture de toutes les ouvertures: sept heures.

Application exclusivement réservée aux surfaces des locaux.

Le présent certificat annule et remplace les certificats n° 15, en date du 9 février 1904, et n° 79, en date du 21 juin 1907.

Paris, le 11 décembre 1908.

Le président du Conseil, ministre de l'intérieur,

G. CLEMENCEAU.

Certificat n° 90.

Nom et adresse du constructeur.

M. Guasco, à Paris, rue Lafayette, 157.

Nature et description de l'appareil.

La **chambre démontable système Guasco** mesure 1 m. 50 de large sur 2 mètres de longueur; la hauteur intérieure de la chambre de désinfection proprement dite est de 0 m. 35.

Elle est formée de panneaux démontables en tôle galvanisée, quatre panneaux de côté et deux de tête; ces panneaux portent cornières et sont reliés entre eux par des serre-joints ordinaires à vis. Une cornière inférieure fait le tour de la cage ainsi constituée; sur cette cornière sont disposées des feuilles de tôle ou de zinc tenant toute la surface et formant sole métallique.

Sur ces feuilles de métal est étendue une étoffe imprégnée de solution de triformométhylène et sur cette étoffe mouillée sont disposés, côte à côte, les objets à désinfecter.

La partie supérieure est formée par des plaques de tôle reliées entre elles et sur les cornières du haut de la caisse métallique par des serre-joints ordinaires à vis.

Deux fourneaux à pétrole sont disposés au-dessous pour chauffer les plaques de métal recevant la toile mouillée et les objets à désinfecter.

L'appareil étant monté et chargé, on allume les deux fourneaux, renfermant chacun un litre de pétrole, et on les laisse brûler jusqu'à extinction. La durée de contact est de quatre heures, à partir du moment de l'allumage des deux lampes. On emploie pour imbiber la toile 500 centimètres cubes de triformométhylène à 32 p. 100 additionnés de 1.500 centimètres cubes d'eau.

Expériences effectuées.

On a désinfecté un matelas, un oreiller et un matelas d'épreuve de 10 centimètres d'épaisseur. On a employé 500 centimètres cubes de triformométhylène à 32 p. 100 et 1.500 centimètres d'eau. La température maxima atteinte au-dessus du matelas a été de 49 degrés; la durée de contact, quatre heures.

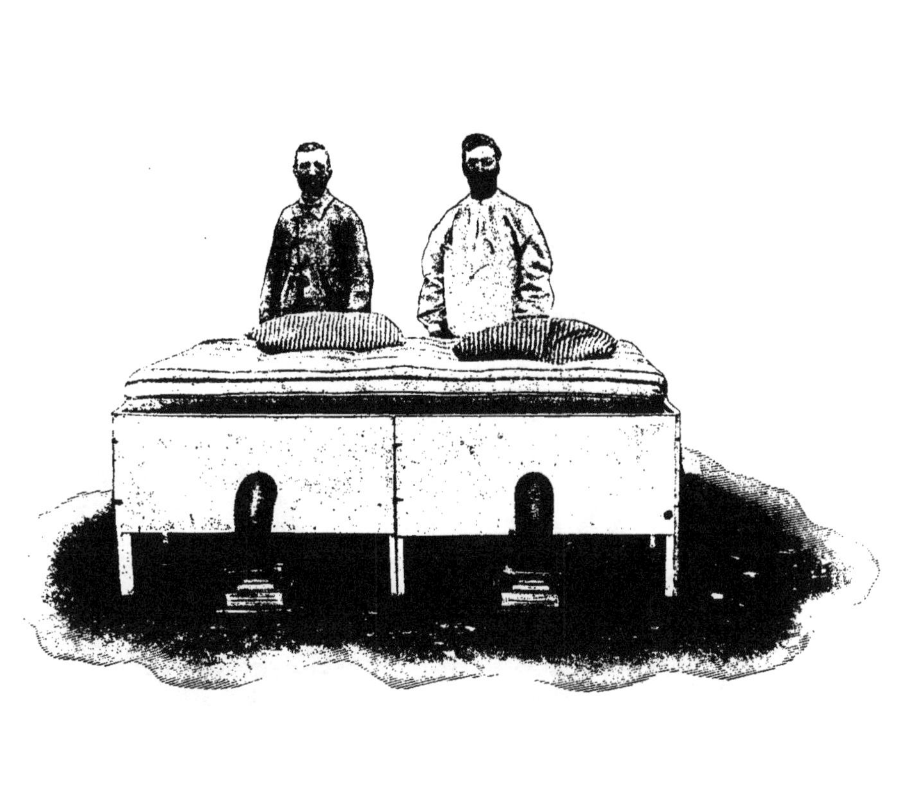

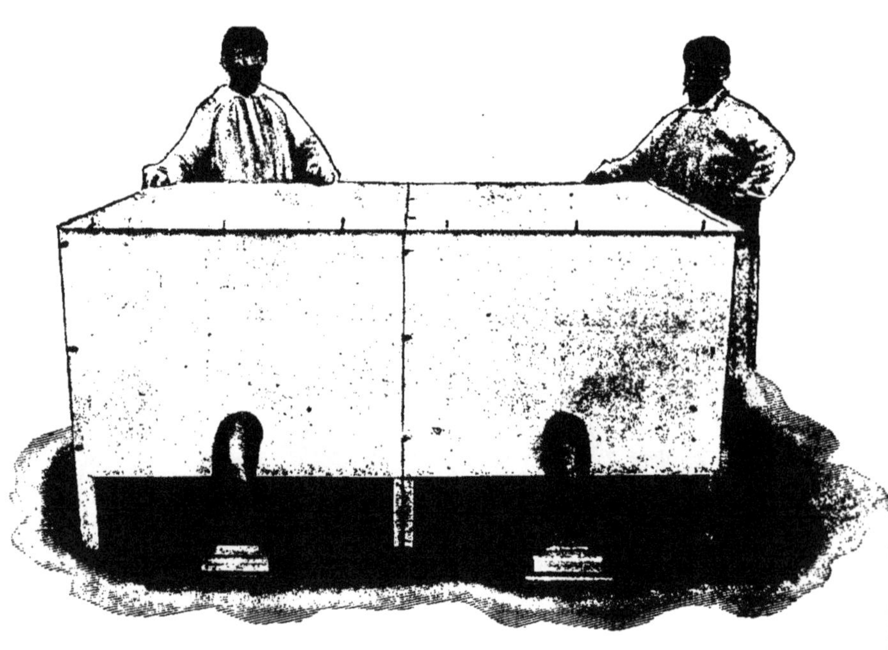

Conclusions des expériences et conditions de fonctionnement qu'elles comportent.

En conséquence de ces expériences, et vu l'avis émis par le Conseil supérieur d'hygiène publique de France dans sa séance du 26 octobre 1908, la chambre démontable décrite ci-dessus a été vérifiée conformément aux dispositions édictées tant par l'article 7 de la loi du 15 février 1902, que par le règlement d'administration publique du 7 mars 1903 pris en vertu du dit article; il a été reconnu susceptible d'assurer une désinfection efficace dans les conditions de fonctionnement ci-après :

Emploi de 500 centimètres cubes de triformométhylène à 32 p. 100 d'aldéhyde formique pure H.COH et de 1.500 centimètres cubes d'eau pour imbiber la toile placée immédiatement sur la sole métallique de la chambre Guasco.
Emploi d'un litre de pétrole dans chacune des deux lampes : chauffage jusqu'à épuisement de ce combustible.
Durée du contact : quatre heures, à partir du moment de l'allumage des lampes.
La température devra atteindre au moins 49 degrés au-dessus des objets.

Procédé applicable à la désinfection en profondeur de matelas ou d'objets de literie disposés *les uns à côté des autres* sur la toile imprégnée de solution de triformométhylène.

Paris, le 11 décembre 1908.

Le président du Conseil, ministre de l'intérieur,
G. CLEMENCEAU.

Certificat n° 100.

Nom et adresse du constructeur.

COMPAGNIE GÉNÉRALE D'ASSAINISSEMENT ET DE DÉSINFECTION, à Paris, rue Bargue, 42.

Nature et description de l'appareil.

L'**etuve transportable à formacétone** est construite en tôle galvanisée : elle se ferme au moyen d'une porte mobile verticale; elle est munie de poignées pour la manœuvre.

Des tenons fixés à la partie inférieure servent à placer l'étuve soit sur des pieds démontables, soit à l'assujettir sur un chassis à roues pour le transport.

La coupe de l'étuve est de forme elliptique; longueur 2 m. 25, largeur 1 m. 45, hauteur 0 m. 80 à la partie la plus élevée et 0 m. 55 sur les côtés. Le cubage est environ de 2 mètres cubes : elle peut contenir deux matelas de 2 m. 10 × 1 m. 40.

L'étanchéité est obtenue par l'intermédiaire d'un joint de caoutchouc et la fermeture s'effectue au moyen d'écrous.

Deux ventouses d'aération sont placées sur l'étuve, l'une à la partie inférieure, l'autre diamétralement opposée, sur le couvercle.

La partie supérieure de l'étuve est recouverte d'un feutre calorifuge.

Au fond de l'étuve sont disposés :

1° le radiateur à air chaud, en tubes soudés d'un diamètre de 10 centimètres et de 7 mètres de longueur, communiquant d'une part avec le coffre à air chaud, et de l'autre avec l'extérieur, par une ouverture munie d'une vanne de réglage du tirage ;

2° le coffre à air chaud supportant l'évaporateur constitué par un récipient dans lequel le liquide est amené par un tuyau communiquant avec un entonnoir à robinet placé à l'extérieur de l'étuve. Cet évaporateur est surmonté d'un écran en tôle;

3° les supports des chassis mobiles destinés à recevoir les objets à désinfecter. Sur le chassis inférieur, au-dessus de l'évaporateur, est placée une toile d'amiante pour garantir les objets du rayonnement du coffre à air chaud.

Une buse de chauffage placée sous l'étuve supporte le brûleur qui est relié à un récipient à pétrole. Le pétrole est envoyé sous pression au brûleur au moyen d'une pompe à main.

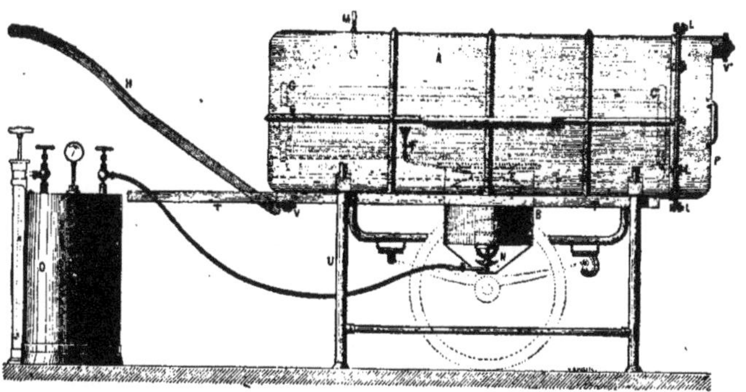

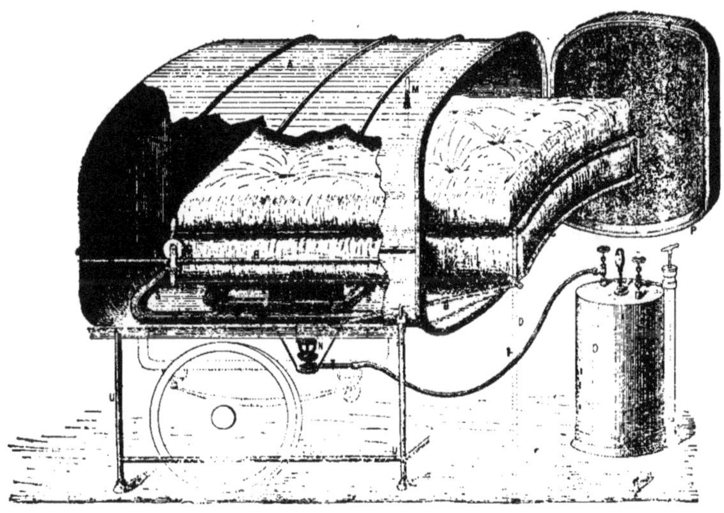

L'étuve ayant été montée, chargée et fermée on opère le fonctionnement de la façon suivante:

Chauffer à 60 degrés, la ventouse supérieure ouverte. Verser un litre d'eau dans l'évaporateur; fermer la ventouse et chauffer 10 minutes.

Éteindre le brûleur, ouvrir la ventouse, la fermer immédiatement. Après 10 minutes, verser dans l'évaporateur un litre de formacétone, refermer aussitôt le robinet de l'entonnoir, attendre encore 10 minutes.

Après ces 20 minutes de suspension du chauffage, rallumer le brûleur, chauffer pendant 2 h. 10 en maintenant la température de 75 à 80 degrés.

L'opération de désinfection est terminée.

Expériences effectuées.

On a désinfecté un matelas ordinaire, un oreiller et un matelas d'épreuve de 10 centimètres d'épaisseur. La durée du contact a été de 2 h. 10 après l'introduction de la formacétone. La température maxima dans le matelas d'épreuve de 10 centimètres a atteint 80 degrés.

Conclusions des expériences et conditions de fonctionnement qu'elles comportent.

En conséquence de ces expériences, et vu l'avis émis par le Conseil supérieur d'hygiène publique de France dans sa séance du 26 octobre 1908 l'étuve transportable à formacétone a été vérifiée conformément aux dispositions édictées tant par l'article 7 de la loi du 15 février 1902 que par le règlement d'administration publique du 7 mars 1903 pris en vertu du dit article; elle a été reconnue susceptible d'assurer une désinfection efficace dans les conditions de fonctionnement ci-après :

Chargement de l'étuve.

Chauffage à sec jusqu'à ce que le thermomètre indique 60 degrés, la ventouse supérieure étant ouverte.

Introduction d'un litre d'eau.

Continuer le chauffage pendant 10 minutes, la ventouse supérieure étant fermée.

Arrêter le chauffage, ouvrir la ventouse et la refermer aussitôt.

Au bout de 10 minutes, introduire un litre de formacétone renfermant environ 18 p. 100 d'aldéhyde formique pure H.COH; attendre encore 10 minutes.

Après ces 20 minutes de suspension du chauffage, rallumer le

brûleur, chauffer pendant 2 heures 10 en maintenant la température entre 75 et 85 degrés.

La température devra atteindre 80 degrés sous une épaisseur de 10 centimètres.

Cet appareil est applicable à la désinfection en profondeur des objets qui y sont placés.

Paris, le 11 décembre 1908.

Le président du Conseil, ministre de l'intérieur,

G. CLEMENCEAU.

Certificat n° 101.

Nom et adresse du constructeur.

SOCIÉTÉ GÉNÉRALE PARISIENNE D'ANTISEPSIE, à Paris, rue d'Argenteuil, 15.

Nature et description de l'appareil.

L'étuve démontable mixte système S. G. P. A. est formée de six panneaux en toile calorifuge: ses dimensions sont 1 m. 80 × 1 m. 40 × 0 m. 80. Chacun des grands panneaux est pliable en son milieu afin d'occuper un plus petit volume lorsqu'on démonte l'étuve. Les panneaux se relient entre eux par des boulons à ailettes.

Le chauffage s'effectue à l'aide de deux lampes à alcool par des trous de chauffe pratiqués dans le milieu des deux parties du panneau inférieur. Le bord des trous de chauffe est en tôle; sa forme est celle d'une rigole circulaire destinée à contenir de l'eau.

Chaque lampe est portée par un trépied dont les montants supportent à distance fixe un plateau en tôle dont le bord en arête peut descendre exactement dans la rigole pleine d'eau, lorsqu'on veut fermer l'étuve.

Pour monter l'étuve, on place d'abord le plateau inférieur sur ses supports, puis on adapte les lampes sur leurs trépieds et on les allume; on les dispose de manière à laisser un espace libre pour l'entrée de l'air chaud entre les bords du plateau de tôle et la rigole. On monte ensuite les panneaux de côté; on place les matelas, puis on met le panneau supérieur. Le panneau supérieur comporte une purge d'air et un trou de passage pour le thermomètre.

Le chauffage dure jusqu'à ce qu'on obtienne une température de 75 degrés. On ferme alors l'étuve en abaissant les lampes qui entraînent leur plateau de tôle comme il est indiqué plus haut. Cela fait, on continue le chauffage qui ne se fait plus qu'extérieurement.

On a disposé auprès de l'étuve un appareil Lingner chargé avec 500 centimètres cubes de formol à 40 p. 100 et deux litres d'eau; dans le brûleur, on a mis 600 centimètres cubes d'alcool à brûler puis on l'a allumé de façon à tenir l'appareil prêt à dégager des vapeurs au moment où l'étuve a été fermée; alors on introduit le tube de dégagement dans un trou pratiqué dans l'un des panneaux.

Une heure après le commencement de la projection on éteint les lampes ; une demi-heure après, l'opération est terminée : l'étuve peut être ouverte.

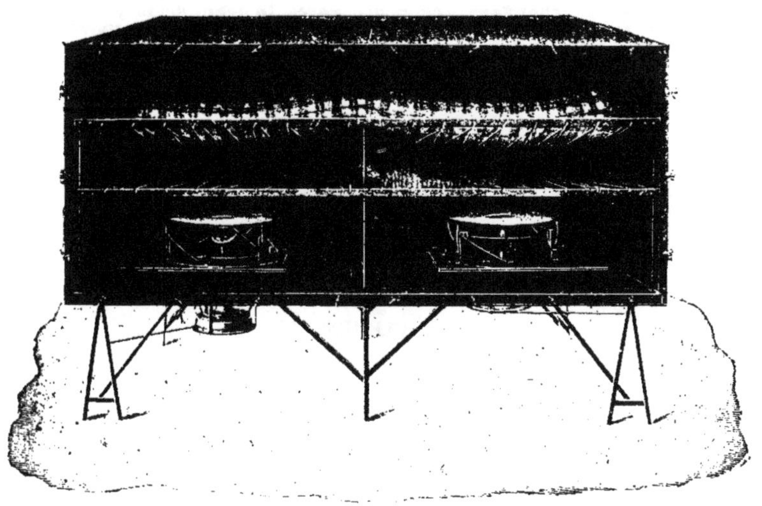

Expériences effectuées.

On a désinfecté un matelas, un oreiller et un matelas d'épreuve de 10 centimètres d'épaisseur. L'opération a été effectuée comme l'indique la description ci-dessus. La température maxima à nu a atteint 81 degrés.

Conclusions des expériences et conditions de fonctionnement qu'elles comportent.

En conséquence de cette expérience, et vu l'avis émis par le Conseil supérieur d'hygiène publique de France, dans sa séance du 26 octobre 1908, l'étuve démontable mixte système S. G. P. A. a été vérifiée conformément aux prescriptions édictées tant par l'article 7 de la loi du 15 février 1902 que par le règlement d'administration publique du 7 mars 1903 pris en vertu du dit article;

elle a été reconnue susceptible d'assurer une désinfection efficace dans les conditions de fonctionnement ci-après :

Chargement de l'étuve.

Chauffage avec les lampes à alcool plateaux levés jusqu'à ce que le thermomètre indique une température de 75 degrés; abaisser les lampes et les plateaux de façon à assurer la fermeture de l'étuve.

Projeter dans l'étuve, au moyen d'un tube à dégagement traversant l'un des panneaux, les vapeurs provenant d'un appareil Lingner qui a été mis en pression; emploi dans ce dernier appareil de 500 centimètres cubes de formol à 40 p. 100 et de deux litres d'eau, et de 600 centimètres cubes d'alcool pour le chauffage.

Arrêt du chauffage une heure après le début de la projection des vapeurs; ouverture de l'étuve une demi-heure après l'arrêt du chauffage.

La température devra atteindre 81 degrés à nu, dans l'étuve.

Cette étuve est applicable à la désinfection en profondeur des objets qui y sont placés.

Paris, le 11 décembre 1908.

Le président du Conseil, ministre de l'intérieur,

G. CLEMENCEAU.

Certificat n° 102.

Nom et adresse du constructeur.

Société générale parisienne d'antisepsie, à Paris, rue d'Argenteuil, 15.

Nature et description de l'appareil.

L'**étuve démontable mixte système S. G. P. A.** est formée de six panneaux en tôle calorifuge; ses dimensions sont 1 m. 80 × 1 m. 40 × 0 m. 80. Chacun des grands panneaux est pliable en son milieu de façon que les panneaux pliés et emballés occupent un plus petit volume; ils sont reliés entre eux par des boulons à ailettes.

Le chauffage s'effectue à l'aide de deux lampes à alcool par des trous de chauffe pratiqués dans le milieu des deux parties du panneau inférieur. Le bord des trous de chauffe est en tôle; sa forme est celle d'une rigole circulaire destinée à contenir de l'eau.

Chaque lampe est posée sur un trépied dont les montants supportent à distance fixe un plateau en tôle dont le bord en arête peut descendre exactement dans la rigole pleine d'eau, lorsqu'on veut fermer l'étuve.

Au-dessus du plateau des lampes, il existe un pare-chaleur en tôle, fixé au panneau inférieur et indépendant du système de chauffage; ces pare-chaleur comportent en leur milieu un clapet s'ouvrant de haut en bas par leur simple poids; c'est sur ces clapets qu'on met le trioxyméthylène nécessaire à la désinfection.

Pour monter l'étuve, placer d'abord le plateau inférieur sur ses supports, puis adapter les lampes sur les trépieds; les allumer; les disposer de manière à laisser un espace libre pour l'entrée de l'air chaud entre les bords du plateau de tôle et la rigole; mettre le trioxyméthylène en poudre sur chacun des clapets. Monter ensuite les panneaux de côté; placer les matelas, puis mettre le panneau supérieur. Le panneau supérieur comporte une purge d'air et un trou de passage pour le thermomètre.

Au début de l'opération, le plateau de la lampe tient le clapet du pare-chaleur fermé; sur chaque clapet, on a disposé 50 grammes de trioxyméthylène en poudre.

On maintient le chauffage jusqu'à ce qu'on obtienne une température de 75 degrés. A ce moment, on abaisse la lampe, le clapet du pare-chaleur tombe, entraînant le trioxyméthylène qui se répand sur le plateau de tôle chauffée. Continuer le chauffage pendant une heure, puis éteindre les lampes; une demi-heure après l'extinction on ouvre l'étuve.

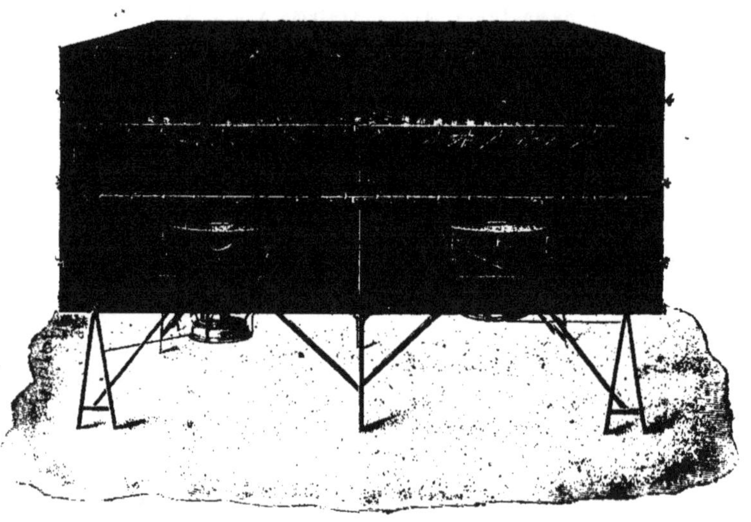

Expériences effectuées.

On a désinfecté un matelas, un oreiller et un matelas d'épreuve de 10 centimètres d'épaisseur en employant 100 grammes de trioxyméthylène. Le chauffage et la durée du contact ont été indiqués dans la description ci-dessus. La température maxima a atteint 68° 5 dans le matelas d'épreuve de 10 centimètres d'épaisseur.

Conclusions des expériences et conditions de fonctionnement qu'elles comportent.

En conséquence de ces expériences et vu l'avis émis par le Conseil supérieur d'hygiène publique de France dans sa séance du 26 octobre 1908, l'étuve décrite ci-dessus a été vérifiée conformément aux dispositions édictées tant par l'article 7 de la loi du 15 février 1902 que par le règlement d'administration publique du 7 mars 1903 pris en vertu du dit article ; elle a été reconnue susceptible d'assurer une désinfection efficace dans les conditions de fonctionnement ci-après :

Disposer sur chacun des deux clapets 50 grammes de trioxyméthylène en poudre en montant l'étuve. Chargement et fermeture.

Chauffage avec les deux lampes à alcool jusqu'à ce que le thermomètre indique 75 degrés : abaisser les lampes de façon à faire tomber le trioxyméthylène sur les plateaux chauffés en fermant l'étuve.

Arrêt du chauffage une heure après l'abaissement des lampes : ouverture de l'étuve une demi-heure après l'arrêt du chauffage.

La température devra atteindre 68° 5 sous une épaisseur de 10 centimètres.

A la fin de l'opération, il ne devra plus rester de trioxyméthylène non volatilisé, ni sur les clapets, ni sur les plaques de tôle chauffées.

Cette étuve est applicable à la désinfection en profondeur des objets qui y sont placés.

Paris, le 11 décembre 1908.

Le président du Conseil, ministre de l'intérieur,

G. CLEMENCEAU.

Certificat n° 103.

Nom et adresse du constructeur.

SOCIÉTÉ GÉNÉRALE PARISIENNE D'ANTISEPSIE, Paris, rue d'Argenteuil, 15.

Nature et description de l'appareil.

L'**appareil Lingner** (1), se compose:

1° d'un réservoir principal destiné à recevoir la solution commerciale d'aldéhyde formique. Ce réservoir est muni de quatre buses de dégagement et d'une soupape à ressort; chacune des buses est recouverte d'un protecteur vissé;

2° d'un réservoir annulaire en cuivre dans lequel est versée l'eau à vaporiser; les deux réservoirs sont reliés par un tuyau;

3° d'un brûleur circulaire;

4° d'un réchaud à alcool avec couvercle;

5° d'un ajutage en cuivre souple servant de projecteur qui se visse à la place du bouchon de remplissage et qui met en communication l'appareil avec la pièce à désinfecter.

On verse dans le réservoir central la quantité nécessaire de formol à 40 p. 100 proportionnelle au cubage du local à désinfecter.

Dans le réservoir annulaire, on introduit la quantité invariable de deux litres d'eau.

Dans le brûleur on verse 600 centimètres cubes d'alcool à brûler.

On introduit l'ajutage dans un trou de la serrure ou de la porte du local à désinfecter; on s'assure que les buses sont bien fermées par les protecteurs et on allume. Les vapeurs se dégagent dans la pièce.

Lorsque le dégagement des vapeurs a pris fin, on peut enlever l'appareil; après trois heures et demie de contact , la désinfection est opérée.

La quantité de solution commerciale d'aldéhyde formique à

(1) Cet appareil a déjà fait l'objet du certificat d'autorisation n° 43 en date du 22 mars 1904; le nouveau certificat vise surtout les modifications apportées à cet appareil en vue de son fonctionnement en dehors du local à désinfecter.

40 p. 100 employée par mètre cube est de 25 centimètres cubes, représentant environ 10 grammes d'aldéhyde formique pure H. COH.

Expériences effectuées.

On a désinfecté une chambre à coucher de 53 mètres cubes garnie de ses meubles habituels, en suivant le mode opératoire décrit ci-dessus. La quantité de solution commerciale d'aldéhyde formique employée a été de 1.325 centimètres cubes; la durée de contact à partir du moment où le dégagement des vapeurs a pris fin a été de trois heures et demie.

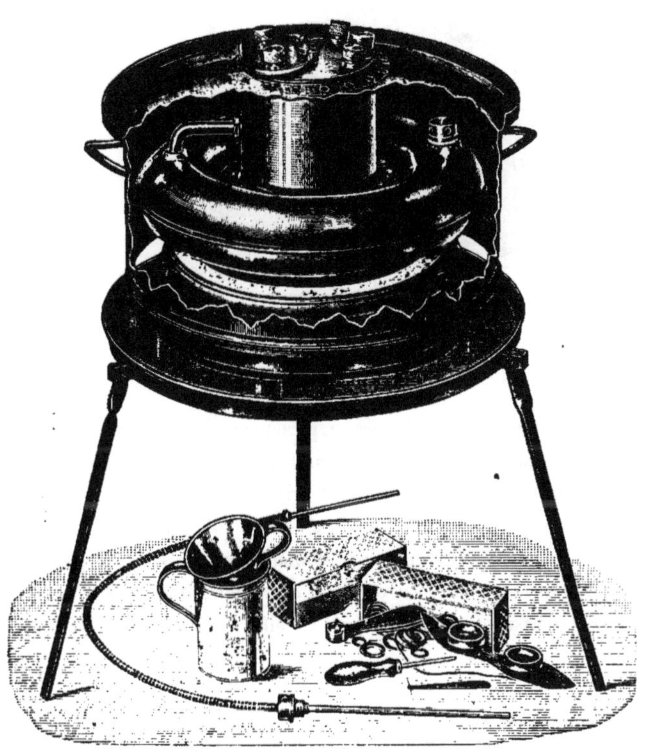

MONTAGE DE L'APPAREIL

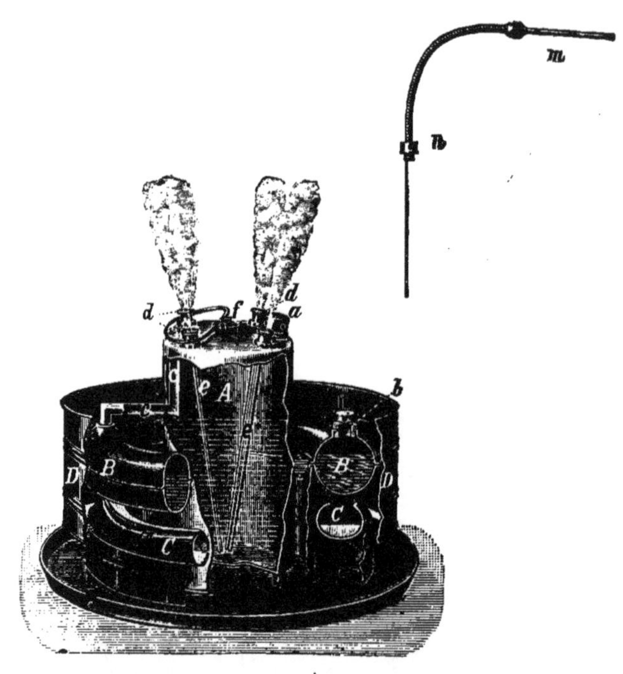

APPAREIL EN MARCHE (COUPE)

Conclusions des expériences et conditions de fonctionnement qu'elles comportent.

En conséquence de ces expériences, et vu l'avis émis par le Conseil supérieur d'hygiène publique de France dans sa séance du 26 octobre 1908, l'appareil décrit ci-dessus a été vérifié conformément aux dispositions édictées tant par l'article 7 de la loi du 15 février 1902 que par le règlement d'administration publique du 7 mars 1903, pris en vertu du dit article; il a été reconnu susceptible d'assurer une désinfection efficace dans les conditions de fonctionnement ci-après:

Emploi de 25 centimètres cubes de solution commerciale d'aldéhyde formique à 40 p. 100 par mètre cube de local à désinfecter.

Vaporisation simultanée de la quantité voulue de solution d'aldéhyde formique, qui est proportionnelle à la capacité du local, et d'une quantité constante de deux litres d'eau.

Durée du contact: trois heures et demie à partir du moment où la projection des vapeurs a pris fin.

Ce procédé n'est applicable qu'à la désinfection de la surface des locaux.

Paris, le 11 décembre 1908.

Le président du Conseil, ministre de l'intérieur,

G. CLEMENCEAU.

Certificat n° 104.

Nom et adresse du constructeur.

Société générale parisienne d'antisepsie, à Paris, rue d'Argenteuil, 15.

Nature et description de l'appareil.

L'**aldogène Carteret** est basé sur la réaction de la paraformaldéhyde sur l'hypochlorite de chaux en présence d'eau. Si à un mélange renfermant une partie de paraformaldéhyde sec et deux parties d'hypochlorite de chaux sec, on ajoute environ trois parties d'eau et si l'on agite pour bien homogénéiser, il se produit une ébullition très vive dans toute la masse, donnant lieu à un abondant dégagement de vapeurs de formaldéhyde et d'eau.

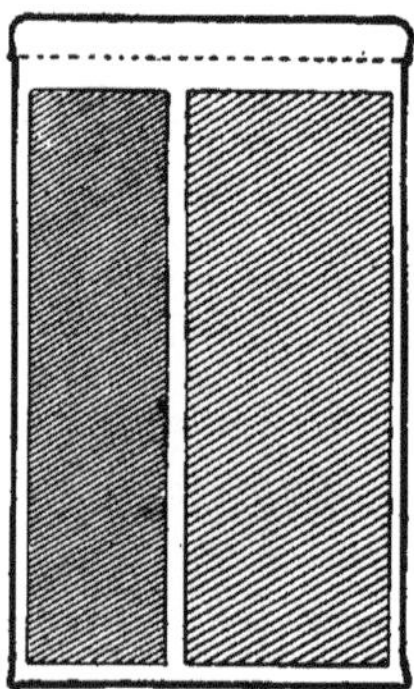

Pratiquement, les deux produits sont enfermés séparément dans deux sacs en papier paraffiné renfermés dans une boîte de fer blanc ; pour désinfecter, on retire les sacs, on les vide dans la boîte de fer blanc, on mélange les poudres avec une baguette de bois, on verse de l'eau de façon à remplir presque complètement la boîte et on continue l'agitation pour déterminer la réaction.

Le temps de contact est de sept heures.

Les doses de produits sont les suivantes :

		Grammes.
pour 20 mètres cubes...	paraformaldéhyde	125
	chlorure de chaux.......	250
— 15 — ...	paraformaldéhyde	95
	chlorure de chaux.......	190

On a désinfecté une pièce de 90 mètres cubes en employant en tout 565 grammes de paraformaldéhyde et 1.140 grammes de chlorure de chaux. La durée de contact a été de sept heures.

Expériences effectuées.

En conséquence de ces expériences, et vu l'avis émis par le Conseil supérieur d'hygiène publique de France dans sa séance du 26 octobre 1908, le procédé décrit ci-dessus sous le nom d'aldogène Carteret a été vérifié conformément aux prescriptions édictées tant par l'article 7 de la loi du 17 février 1902 que par le règlement d'administration publique du 7 mars 1903 pris en vertu du dit article; il a été reconnu susceptible d'assurer une désinfection efficace dans les conditions de fonctionnement ci-après :

Conclusions des expériences et conditions de fonctionnement qu'elles comportent.

Emploi par mètre cube de local à désinfecter de 6 gr. 25 de paraformaldéhyde sec et de 12 gr. 50 d'hypochlorite de chaux sec qui sont mélangés et additionnés d'environ 20 grammes d'eau.
Durée du contact : sept heures.

Application exclusivement réservée à la désinfection de la surface des locaux.

Paris, le 11 décembre 1908.

Le président du Conseil, ministre de l'intérieur,

G. CLEMENCEAU.

Certificat n° 105.

Nom et adresse du constructeur.

M. Bégué, à Beauvais, rue de la Taillerie, 8.

Nature et description de l'appareil.

L'**autoclave à formol** est en cuivre épais, de forme cylindrique et d'une capacité de 7 litres; le couvercle en bronze phosphoreux, s'adapte sur une couronne en même métal par l'intermédiaire d'un joint en caoutchouc; la fermeture a lieu au moyen de quatre écrous à oreilles.

Sur le couvercle sont fixés : un manomètre, un bouchon à vis pour le remplissage, un robinet de dégagement sur le raccord duquel se visse le tuyau conduisant les vapeurs dans la pièce à désinfecter.

L'autoclave est placé sur une enveloppe en cuivre rouge supportée par trois pieds réunis par un plateau sur lequel on place la lampe à pétrole (genre Primus) destinée au chauffage.

On introduit dans l'autoclave de la solution commerciale d'aldéhyde formique à 40 p. 100 ; on chauffe; quand la pression atteint 5 kilos, on opère la projection de vapeurs dans le local à désinfecter.

La durée du contact est de cinq heures, à partir du moment où la projection a pris fin.

Expériences effectuées.

On a désinfecté une pièce de 75 mètres cubes ; la quantité de solution commerciale d'aldéhyde formique à 40 p. 100 employée a été de 1.275 centimètres cubes représentant environ 510 grammes d'aldéhyde formique pure H. COH. La durée du contact a été de cinq heures.

Conclusions des expériences et conditions de fonctionnement qu'elles comportent.

En conséquence de cette expérience, et vu l'avis émis par le Conseil supérieur d'hygiène publique de France dans sa séance du 26 octobre 1908, l'appareil décrit ci-dessus a été vérifié conformément aux prescriptions édictées tant par l'article 7 de la loi du 15 février 1902 que par le règlement d'administration publique pris en vertu du dit article; il a été reconnu susceptible d'assurer une désinfection efficace dans les conditions de fonctionnement ci-après :

Projection par mètre cube de local à désinfecter à une température correspondant à la pression de 5 kilos dans l'autoclave (au début de la projection) de 17 centimètres cubes de solution commerciale d'aldéhyde formique à 40 p. 100.

La durée du contact à partir du moment où la projection a pris fin sera de cinq heures (pièce close).

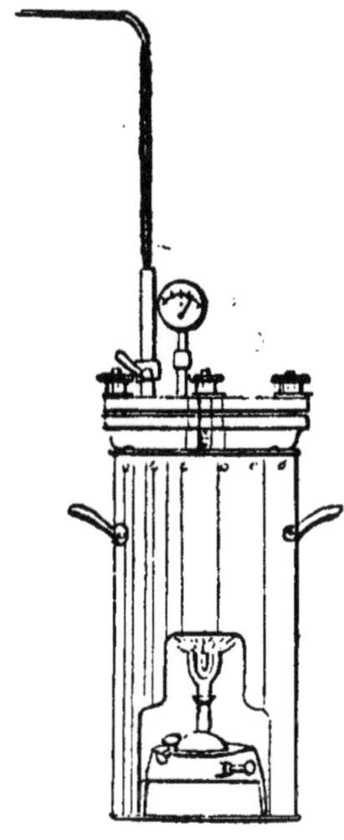

Ce procédé n'est applicable qu'à la désinfection de la surface des locaux.

Paris, le 11 décembre 1908.

Le président du Conseil, ministre de l'intérieur,

G. CLEMENCEAU.

Certificat n° 106.

Nom et adresse du constructeur.

M. Cabanes, directeur d'école publique, à Frontignan (Hérault).

Nature et description de l'appareil.

L'**appareil Cabanes** se compose d'une chaudière cylindrique de 4 litres de capacité; les dimensions sont: diamètre 0 m. 16; hauteur 0 m. 20; cette chaudière est placée sur une enveloppe en tôle reposant sur un support muni de quatre pieds. Le chauffage est effectué par une lampe à alcool à trois mèches.

Sur la chaudière sont fixés un bouchon à vis qui sert au remplissage et un robinet en bronze auquel est adapté un tube horizontal de 0 m. 60 de longueur qui conduit les vapeurs dans le local à désinfecter par le trou de la serrure.

Pour opérer la désinfection, on introduit dans la chaudière un mélange d'eau, d'alcool à 90 degrés et de solution commerciale d'aldéhyde formique à 40 p. 100 en proportions suffisantes, eu égard à la capacité du local à désinfecter; on allume la lampe, chauffe et éteint quand le dégagement des vapeurs a pris fin; sept heures après ce moment, on ouvre la pièce.

Expériences effectuées.

On a désinfecté une pièce d'une capacité de 75 mètres cubes; il a été vaporisé dans la pièce 700 centimètres cubes de solution commerciale d'aldéhyde formique à 40 p. 100, 135 centimètres cubes d'alcool à 90 degrés et 700 centimètres cubes d'eau. La durée du contact a été de sept heures à partir du moment où la projection des vapeurs a pris fin.

Conclusions des expériences et conditions de fonctionnement qu'elles comportent.

En conséquence de ces expériences, et vu l'avis émis par le Conseil supérieur d'hygiène publique de France dans sa séance du 9 décembre 1908, l'appareil décrit ci-dessus a été vérifié conformément aux dispositions édictées tant par l'article 7 de la loi du 15 février 1902 que par le règlement d'administration publique du 7 mars 1903 pris en vertu du dit article; il a été reconnu susceptible d'assurer une désinfection efficace dans les conditions de fonctionnement ci-après:

Vaporisation complète par le trou de la serrure dans le local à désinfecter, par mètre cube, de 9 cc. 3 d'eau, de 1 cc. 8 d'alcool

à 90 degrés et de 9 cc. 3 de solution commerciale d'aldéhyde formique à 40 p. 100.

Durée du contact: sept heures, à partir du moment où le dégagement des vapeurs a pris fin.

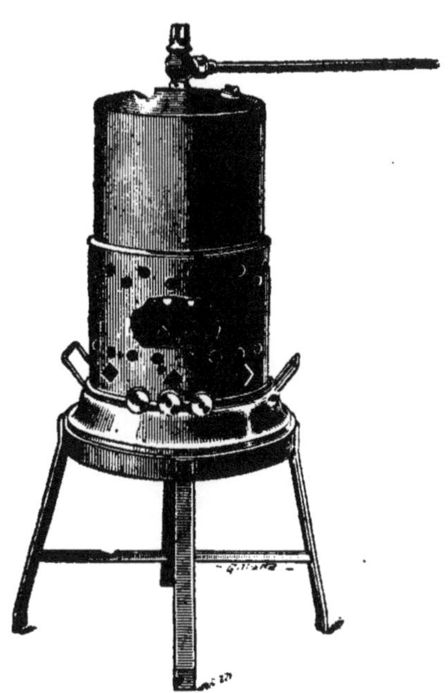

Ce procédé n'est applicable qu'à la désinfection de la surface des locaux.

Paris, le 9 janvier 1909.

Le président du Conseil, ministre de l'intérieur,

G. CLEMENCEAU.

MELUN IMPRIMERIE ADMINISTRATIVE. — M 180 *A* n° 25